DES

CORPS ÉTRANGERS

DES

VOIES DIGESTIVES

PAR

Camille MIGNON,

Docteur en médecine de la Faculté de Paris,
Ancien externe des hôpitaux de Paris,
Ancien interne de l'hospice Saint-Jacques de Nantes (quartier des aliénés),
Ancien interne de la Maison des aliénés de Charenton.

PARIS
ADRIEN DELAHAYE, LIBRAIRE-ÉDITEUR
Place de l'Ecole-de-Médecine.

1874

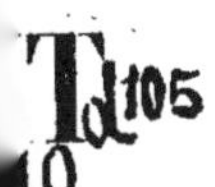

DES

CORPS ÉTRANGERS

DES VOIES DIGESTIVES

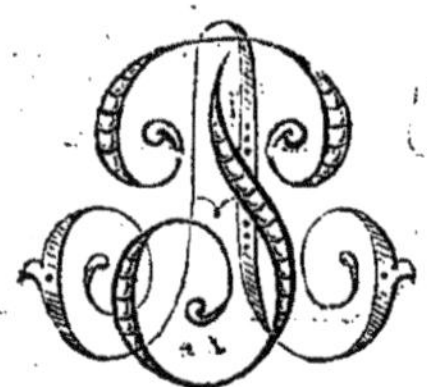

Paris. A. Parent, imprimeur de la Faculté de Médecine, rue M.-le-Prince, 31.

DES

CORPS ÉTRANGERS

DES

VOIES DIGESTIVES

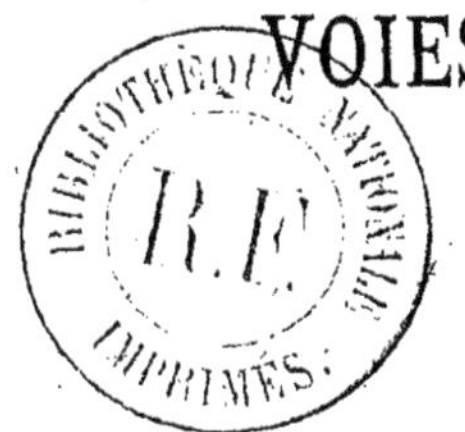

PAR

Camille MIGNON,

Docteur en médecine de la Faculté de Paris,
Ancien externe des hôpitaux de Paris,
Ancien interne de l'hospice Saint-Jacques de Nantes (quartier des aliénés),
Ancien interne de la Maison des aliénés de Charenton.

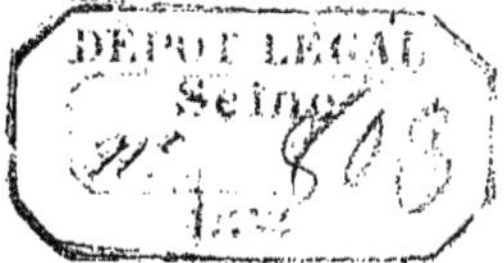

PARIS
ADRIEN DELAHAYE, LIBRAIRE-ÉDITEUR
Place de l'Ecole-de-Médecine.

1874

DES

CORPS ÉTRANGERS

DES VOIES DIGESTIVES.

INTRODUCTION.

Un accident, survenu dans ces derniers temps, accident qui a occupé la grande et la petite presse, et aussi le monde médical, puisque M. le Dr L. Labbé, chirurgien des hôpitaux, a eu à faire plusieurs communications à la Société de chirurgie (1) au sujet de *l'homme à la fourchette*, m'a donné l'idée du travail que je présente aujourd'hui.

Je n'ai pas la prétention de faire un travail complet sur les *corps étrangers des voies digestives*, ce qui serait excessivement long, et j'ai dû laisser de côté une bonne partie de la question.

Ainsi je ne m'occupe pas des corps étrangers qui, introduits par la bouche, peuvent se fixer dans le larynx ou l'œsophage, amener des accidents plus ou moins graves et même la mort par suffocation, et que le chirurgien peut aller chercher et extraire avec des instruments spéciaux;

(1) Société de chirurgie, séances du 15 avril 1874 et suivantes.

Je ne m'occupe pas non plus des *vers intestinaux* de toute espèce qui, habitant l'intestin grêle ou le gros intestin, peuvent être considérés à juste raison comme des corps étrangers des voies digestives ;

Je laisse de côté les *calculs biliaires*, véritables corps étrangers, qui suivent ordinairement leur cours naturel pour parvenir à l'anus, puisque l'appareil biliaire est une dépendance de l'appareil digestif ;

Je ne parle pas des *pierres stercorales*, c'est-à-dire de ces matières fécales endurcies, qui se forment quelquefois dans les renflements du cœcum ou du côlon, dans les hernies anciennes, au-dessus d'un rétrécissement intestinal, ou enfin dans le rectum ;

Je laisse également de côté les corps étrangers tels que verres, chopes, queue de cochon, etc., qui ont été introduits dans les voies digestives par le rectum, et que des chirurgiens ont pu extraire par des procédés quelquefois très-ingénieux ; ils rentrent dans la classe des corps étrangers du rectum ;

Enfin, je ne parlerai pas, ou seulement en passant, de ces corps étrangers, d'un volume ordinairement très-petit, comme des pepins de fruits ou autres, qui, s'engageant dans l'*appendice vermiculaire du cœcum*, peuvent y déterminer de l'inflammation, une perforation et une péritonite consécutive souvent mortelle.

Ces différentes variétés de corps étrangers des voies digestives, ont déjà été le sujet de travaux importants, et on peut trouver, dans les auteurs classiques, des articles complets sur les accidents dont ils sont la cause et sur leur traitement.

Débarrassé ainsi des corps étrangers de l'œsophage, des vers intestinaux, des calculs biliaires et des pierres stercales, des corps étrangers du rectum et de l'appendice iléo-cæcal, mon cadre sera encore assez vaste.

Je me suis efforcé, dans ce travail, de rapporter le plus grand nombre possible d'observations, publiées par les auteurs, de *corps étrangers qui, ayant été introduits par la bouche, ont traversé le pharynx et l'œsophage et sont arrivés dans l'estomac*, d'où ils ont pu sortir ensuite, soit spontanément, soit par l'ouverture d'un abcès, soit par une opération, la *gastrotomie*.

Ces deux conditions remplies (avoir été introduit par la bouche, avoir traversé les voies supérieures et être arrivé dans l'estomac), le corps étranger peut se comporter de différentes manières : (*a*) il peut séjourner indéfiniment dans l'estomac, ce qui est assez rare ; (*b*) il peut s'engager dans l'intestin après un temps variable, le traverser tout entier et sortir par l'anus avec ou sans accidents ; (*c*) il peut déterminer une inflammation du canal digestif en un de ses points, surtout dans l'estomac ou dans le cæcum ; cette inflammation se propage au péritoine et aux parois de l'abdomen ; on voit survenir une tumeur qui s'abcède et qui permet au chirurgien d'aller sans grand danger à la recherche du corps étranger ; (*d*) enfin, quelquefois le chirurgien ne croit pas devoir attendre cette inflammation adhésive des feuillets du péritoine et pratique la gastrotomie. A l'article *Traitement*, nous dirons ce que nous pensons de cette opération, dans quels cas elle nous semble indiquée et quelle en est la gravité.

Cette division naturelle, je l'ai suivie dans le classement de mes observations, et mon tableau synoptique est divisé en :

I. Corps étrangers ayant traversé toute l'étendue des voies digestives : accidents nuls ou presque nuls.

II. Corps étrangers ayant traversé toute l'étendue des voies digestives ; accidents plus ou moins graves, guérison.

III, Corps étrangers ayant traversé toute l'étendue des voies digestives ; accidents graves et mort.

IV. Cas dans lesquels le corps étranger n'est pas sorti.

V. Cas dans lesquels on a pratiqué l'ouverture d'un abcès ou la gastrotomie.

Les cas de corps étrangers ayant traversé toute l'étendue des voies digestives et qui sont sortis spontanément sans avoir produit d'accidents très-graves (1er et 2e tableau), sont excessivement nombreux dans les auteurs. Si je ne puis dire que je les ai tous relevés sans exception, j'en ai recueilli cependant un assez grand nombre et des plus intéressants, avec l'espoir de prouver ainsi qu'il ne faut pas toujour s'effrayer du volume et du poids du corps étranger, et que, dans la majorité des cas, la nature, aidée seulement par une médication hygiénique, fera les frais de la guérison. Au contraire, les cas mortels (3e tableau) sont très-rares.

Comme il me serait impossible de publier en détail toutes les observations que j'ai recueillies, j'ai cru devoir en faire un tableau, dans lequel j'analyse, en peu de mots, la nature du corps étranger, la durée de son séjour, et les accidents produits. Cette analyse est presque une petite observation complète. Mais, afin de faciliter les recherches, j'ai ajouté une colonne d'indications bibliographiques.

Parmi les observations que j'ai trouvées dans les auteurs et que j'ai résumées dans mon tableau, j'ai choisi les plus intéressantes et je les publie en détail. De plus, et ce qui, je l'espère, donnera un grand intérêt à mon travail, à côté de deux observations qui me sont personnelles et qui n'ont qu'un intérêt médiocre, il m'est possible, grâce à l'amitié de quelques amis (Drs L. de Franco, Rochette et Cartaz), et à la bienveillance de deux de nos maîtres, de publier quelques observations inédites.

Je ne saurais trop remercier MM. Moissenet et E. Labbé, en mon nom, au nom des médecins qui pourront puiser dans leurs observations des indications précieuses, et au nom des malades.

NATURE DES CORPS ÉTRANGERS.

Les corps étrangers, dont la pénétration et le séjour plus ou moins prolongé dans le long canal des voies digestives peuvent produire des accidents, sont gazeux, liquides ou solides.

Il y a, en effet, des individus qui peuvent, à volonté, avaler des quantités considérables d'air, pour simuler une tympanite ; on en trouve une observation dans la médecine légale de J. Briand et E. Chaudé, p. 620, et la thèse du Dr Gérardin (année 1814, thèse n° 15), traite spécialement ce sujet.

Parmi les liquides, on ne peut guère considérer, comme corps étranger que le mercure. Tout le monde sait qu'il fut un temps où le mercure coulant était employé dans le traitement du volvulus. « Zacutus Lusitanus en faisait prendre trois livres dans de l'eau tiède ; Lazare Rivière conseille d'en prescrire deux onces à la fois dans un œuf mollet, et de réitérer si la première dose ne produit aucun effet..... Hoffmann avait donné à une femme, attaquée de l'iléus, une demi-livre de mercure qu'il fit précéder et suivre d'un bouillon, etc., etc. » (*Dictionnaire des sciences médicales*, t. XXIII, p. 577.) On trouvera de plus, à l'observation 130, l'histoire d'un individu qui a avalé deux bols de plâtre gâché dans sa tisane.

Quant aux corps solides, ils sont très-nombreux et très-variés. Les balles de plomb ont aussi été données, concurremment avec le mercure dans le traitement du volvulus. Les corps étrangers solides que l'on rencontre le plus souvent sont : les pièces de monnaies, les noyaux de fruits, les épingles, les aiguilles, les balles de plomb, les os, quelques animaux vivants (?), des arêtes de poisson, des dents artificielles, et quelquefois des corps beaucoup plus volumineux comme des morceaux de bois, des couteaux, des cuillers, des fourchettes, des barres de plomb, une pipe, etc. Un corps étranger très-commun des voies digestives, quoique je n'en aie trouvé aucune observation, serait un petit instrument nommé *bastringue*, puisque : « il résulte, de très-curieux rapports adressés au ministre « de l'intérieur, que tous les ans, il meurt, dans les pri- « sons de France une moyenne de cinq ou six voleurs, les- « quels, en se voyant pris, ont imprudemment avalé un « *bastringue*.

« Le *bastringue* est un petit étui d'acier, long de 11 cen- « timètres. Il contient toute une collection de marteaux, « de tourne-vis, de rubans de soie, etc. ; bref, tout ce qu'il « faut au parfait voleur pour s'échapper. » (*Union médicale*, 16 juillet 1874, p. 91.) Ce nombre de cinq ou six cas de mort par an me semble un peu exagéré, car il faudrait admettre qu'il y a un nombre considérable de voleurs qui avalent le bastringue ; ce corps étranger n'est pas très-volumineux, il ne doit pas présenter d'aspérités empêchant sa circulation dans le canal digestif, et, par conséquent, il présente toutes les conditions voulues pour être expulsé facilement.

Les corps solides présentent des variétés de forme, de volume, de longueur, de poids.

On comprend facilement qu'un corps de forme arrondie, comme une olive, une amande, une balle, un noyau de fruit circulera plus facilement qu'un corps irrégulier, présentant des aspérités, des pointes, comme des fragments d'os, les aiguilles, les épingles, etc.

De même, le volume du corps étranger doit être pris en considération ; si les corps très-petits qui peuvent s'introduire dans l'appendice vermiculaire du cæcum sont quelquefois la cause d'accidents péritonéaux très-graves, les corps d'un volume moyen sont certainement ceux qui exposent le moins aux dangers, et si des accidents graves ont été quelquefois produits par des noyaux de cerise, des balles, c'est que souvent ces corps avaient été ingérés en très-grande abondance (obs. 140, 141, 126, 127, etc.) et s'étaient agglomérés dans un point de l'intestin pour produire des symptômes d'étranglement.

La longueur du corps étranger est souvent la cause de son arrêt dans un point du canal digestif; si un corps relativement long a pu quelquefois être expulsé en peu de temps (Obs. 23, 44, 67, 68, 69, 70, 85, 114), le plus souvent cette expulsion est rendue très-longue, très-difficile, et on observe des inflammations, des abcès qui forcent le chirurgien à intervenir, et même le corps étranger reste à demeure pendant un temps variable en un point des voies digestives. (Obs. 87, 144, 147, 148, 150, 151, 152, 153, 156, 157, 158, 159, 160, 161, 162.)

On comprend facilement que lorsque le poids du corps

étranger est considérable (Obs. 149, 154), ce peut être une indication à intervenir dès le début. Dans ce cas, en effet, on peut craindre de voir survenir des accidents graves par la compression violente de l'estomac dans lequel le corps étranger séjourne sans avoir de tendance à sortir, fixé qu'il est par son poids contre lequel les contractions vermiculaires de l'organe ne peuvent rien.

Enfin les corps étrangers ingérés peuvent être cause d'accidents graves par leur grande quantité (Obs. 134, 139, 141, 142) et alors la mort survient à la suite de symptômes d'étranglement.

DU MODE D'INTRODUCTION DES CORPS ÉTRANGERS

ET DES DIVERS POINTS DU TUBE DIGESTIF OU ILS ONT TENDANCE A S'ARRÊTER.

La première chose qui frappe l'observateur, c'est que le plancher de la bouche et le pharynx sont sur deux plans perpendiculaires, le premier horizontal et le deuxième vertical ; ainsi donc, dès l'entrée des voies digestives, il y a un coude à angle droit qui devrait empêcher le passage de corps étrangers un peu volumineux et rigides, tels que : une cuiller, une fourchette, etc.

M. Baudet (1), vice-président de la Société anatomique, dans son rapport sur la présentation de M. Caron (obs. 140) s'exprime ainsi : « Mais disons-le tout de suite, le travail de M. Caron n'aurait rien perdu s'il avait appelé l'attention sur les exercices des bateleurs qui consistent à s'enfoncer un sabre dans l'œsophage....... Il nous eût dit que, dans ces exercices, la tête est forte-

(1) Bulletin de la Société anat., 1855, p. 442.

ment portée en arrière, la bouche entr'ouverte, et que, dans cette position, la cavité buccale, la cavité pharyngienne, l'œsophage sont à peu près situés sur une même ligne droite. » Cette observation de M. Baudet, sur le mécanisme qui favorise la déglutition des corps volumineux, tels que : un sabre, une fourchette, etc., est, on ne peut plus juste, et je crois qu'on doit même l'admettre encore pour des corps beaucoup moins volumineux et pour les corps relativement petits, tels que des pièces de monnaie, des os, et même des noyaux de prune et de cérise. N'est-il pas d'observation journalière que lorsqu'un individu a une simple inflammation des amygdales qui rend la déglutition douloureuse, même pour les liquides il aide cette déglutition en faisant un léger mouvement d'extension de la tête sur le cou. Ce mouvement d'extension légère s'observe encore toutes les fois qu'il a à déglutir sa salive. Si le même individu veut avaler un corps demi-solide, de la soupe, du pain préalablement mâché et insalivé, le mouvement d'extension devient alors très-marqué. C'est donc seulement par ce mouvement d'extension que l'on peut expliquer le passage des corps étrangers de la bouche dans le pharynx et l'œsophage.

D'après un grand nombre d'observations du second tableau, on voit que des corps étrangers ont séjourné pendant un certain temps dans l'œsophage. Quand ces corps étrangers présentent des angles aigus, comme des fragments d'os, des arêtes de poisson, cela ne semble pas extraordinaire, car on comprend qu'un des angles se fixant dans la muqueuse de l'œsophage, le corps soit arrêté dans sa descente. Mais on ne comprendrait pas aussi bien cet arrêt dans l'œsophage pour des corps parfaitement arrondis, comme des pièces de monnaie, par exemple, si on ne se souvenait que l'œsophage possède une tunique musculaire (formée de deux couches) qui se contractant vigoureusement sur le corps étranger, peut le retenir plus ou moins longtemps, causer des accidents de suffocation (obs. 50, 51, 52, 71, 72, 73, 99, etc.), et forcer le chirurgien à intervenir. Dans ces cas, lorsque le chirurgien intervient, c'est pour essayer d'extraire le corps étranger. Mais quelquefois, il ne peut y parvenir (l'observation 163 en est un exemple frappant) et alors il ne lui reste plus qu'à essayer de le faire tomber dans l'estomac. Cette contraction de l'œsophage peut même persister encore pendant quelques jours, après la chute du corps étranger dans l'estomac.

De toutes les parties du canal digestif, dans lesquelles les corps étrangers séjournent plus ou moins longtemps, il faut placer au premier rang l'estomac. On explique facilement cet arrêt par la conformation de cet organe. En effet, si la direction générale de l'estomac n'est pas transversale, mais bien oblique en bas, à droite et en arrière, cependant cette obliquité est très-peu considérable, et la pesanteur n'a presque plus d'action sur un corps qui est tombé dans cette cavité, et qui repose sur sa face inféro-postérieure.

De plus, dans cette dilatation du canal alimentaire, le corps étranger ne ressent pas d'une façon aussi immédiate que dans l'intestin, l'effet des contractions péristaltiques. Le corps étranger, surtout s'il est un peu lourd, se place alors sur la face inféro-postérieure de l'estomac, et n'étant plus poussé par aucune force, il a tendance à rester en place. On peut même ajouter que pour traverser le pylore, il lui faut accomplir un petit mouvement ascensionnel, ce qui rend encore plus fréquents les arrêts dans l'estomac. Aussi est-ce souvent à l'épigastre ou dans ses environs qu'on observe les abcès donnant issue aux corps étrangers (obs. 147, 148, 150, 151, 155, 157, 162) ; c'est dans cette région que s'est montrée, à différentes reprises, la tumeur de l'observation de M. Labbé (obs. 163).

Il n'en est pas de même dans l'intestin grêle, qui jouit d'une grande mobilité, et qui, par ses contractions, pousse lentement, mais presque toujours sûrement, le corps étranger vers le cæcum.

Arrivé daus le cæcum, le corps étranger tombe par son poids dans le cul-de-sac, et après l'estomac, c'est dans cet endroit qu'on observe les arrêts les plus fréquents. C'est aussi dans la fosse iliaque droite que se sont montrés fort souvent les abcès qui ont amené la terminaison. (Obs. 158, 159, 160.).

A ce niveau, et à la partie postéro-inférieure gauche, on trouve un diverticule creux, l'appendice iléo-cæcal ou vermiculaire, dans lequel on a vu très-souvent pénétrer des corps étrangers d'un petit volume, qui ont causé des perforations et des péritonites mortelles.

Quand le corps étranger, après être resté plus ou moins longtemps dans le cæcum, où il a pu être souvent senti par la palpation, se décide à cheminer et à traverser les trois portions du côlon, on peut alors quelquefois le suivre pour ainsi dire des yeux, et on le voit enfin tomber dans le rectum, où il cause quelquefois des accidents, tels que de la douleur, des abcès de la marge de l'anus. (Obs. 45, 64, 69, 73, 76, 78, 81, 89, 91, 93, 95, 102, 104, 105, 106, 107, 108, 109, 110, 111, 112, 117, 132.) Presque toutes ces observations sont relatives à des corps d'un volume médiocre, mais de forme irrégulière, inégale, dentelée, comme des petits os, des mâchoires de poisson, un couvercle de fer blanc (obs. 64), des aiguilles, etc. A partir du moment où le corps étranger est arrivé dans le rectum, les accidents sont beaucoup moins graves, puisqu'on n'a plus à craindre de péritonite. Quoi qu'il en soit de la gravité des accidents, on n'en constate pas moins que le rectum est un des points du canal digestif où les corps étrangers ont tendance à s'arrêter, et cela s'explique facilement par la présence des sphincters.

ANATOMIE PATHOLOGIQUE.

Il est difficile de dire quelles peuvent être les lésions produites par les corps étrangers des voies digestivess lorsque la mort n'en est pas la conséquence. Cependant, il est permis de supposer que dans les points où ils séjournent le plus longtemps, il y a de la rougeur, de la tuméfaction; cette supposition est d'ailleurs confirmée par l'autopsie faite par M. Ramon (obs. 144), qui a trouvé dans l'estomac d'un suicidé des traces de phlogose de la muqueuse. Il est d'ailleurs impossible de ne pas admettre cette inflammation en lisant les observations du cinquième tableau, dans lesquelles on voit apparaître à l'extérieur une tuméfaction se terminant, le plus souvent, par un abcès qui s'ouvre au dehors et qui donne passage au corps étranger.

A l'autopsie des individus qui ont succombé (obs. 134, 136, 140, 141, 142, 143), on a trouvé des lésions très-variées. Dans l'observation de Babbington (134), on trouve tout le canal digestif teint en noir, comme si on y avait versé de l'encre. Ce n'est pas là une lésion, à proprement parler, mais une simple coloration produite par la nature des corps étrangers (35 couteaux). M. Moissenet (obs. 133), avait observé des selles très-colorées, formées d'une espèce de limon ferrugineux chez un malade qui avait absorbé dix-sept couteaux. Dans la même observation 134, Babbington trouva l'intestin percé par un grand couteau qui était passé presque en entier dans la cavité abdominale. Ce fut, dit-il, la cause de la mort; il est donc plus que probable que, dans ce cas, il y eut des lésions de péritonite, mais il n'en parle pas.

M. Gosselin (obs, 136), ne trouva de rougeur ni dans l'estomac, ni dans l'intestin grêle; mais il trouva des ulcérations en grand nombre dans le gros intestin. Il y avait aussi des fausses membranes dans la cavité péritonéale.

M. Ed. Caron (obs. 140) trouve de la péritonite caractérisée par un demi-litre de sérosité trouble, fétide, et par des fausses membranes. La muqueuse de l'intestin grêle est épaissie, injectée; elle présente des ulcérations tantôt sur les plaques de Peyer, tantôt sur les valvules conniventes. De plus, au niveau de la valvule iléo-cæcale, la muqueuse est tellement criblée d'ulcérations, que la valvule a presque disparu.

Fournier (obs. 142) constate une dilatation considérable de l'estomac qui avait contracté une adhérence très-forte avec le rebord du trou ovalaire. L'intestin grêle et le gros intestin sont normaux; dans ce cas, la mort a été amenée par l'impossibilité absolue de nourrir l'individu.

Amussat (obs. 143), trouve deux ulcérations à la réunion du côlon transverse avec le côlon descendant.

En résumé, on a constaté les lésions suivantes : une inflammation de la muqueuse qui peut être seulement rouge et épaissie, qui, quelquefois, est ulcérée ; ulcération de toutes les tuniques du conduit digestif ; péritonite caractérisée par un épanchement de sérosité ou par des fausses membranes.

SYMPTOMATOLOGIE.

Les phénomènes qui se produisent au moment même où le corps étranger pénètre dans le pharynx, ne vont pas m'arrêter longtemps, quoiqu'ils aient souvent une grande importance ; mais je l'ai dit, en commençant ce travail, je m'occupe surtout des corps étrangers qui sont arrivés dans l'estomac. D'après les observations que j'ai recueillies, on peut voir cependant que la traversée du pharynx et de l'œsophage est souvent marquée par une douleur vive, un sentiment d'angoisse inexprimable ; il semble au malade qu'il va mourir étouffé. J'ai dit plus haut que la contraction de l'œsophage pouvait faire subir un temps d'arrêt an corps étranger, on comprend facilement que cette contraction est une cause puissante de douleur. L'arrêt dans l'œsophage a été quelquefois marqué par des crachements de sang plus ou moins pur (obs. 68, 163), par des convulsions, des vomissements (obs. 145).

Il n'est pas rare de voir la douleur, et la sensation d'un corps étranger persister dans l'œsophage longtemps encore après qu'il a été extrait ou qu'il est tombé dans l'estomac (obs. 64).

Aussitôt que le corps étranger a quitté l'œsophage et

est tombé dans l'estomac, le malade éprouve quelquefois une sensation de bien-être extrême, et l'on peut voir ce fait noté dans l'observation de M. le Dr Labbé. Malheureusement, dans certains cas, ce bien-être ne durera pas longtemps, et bientôt on voit survenir des accidents. C'est tantôt une simple douleur, douleur vive, mais qui disparaît avec la cause pour ne plus se reproduire. Cette douleur peut s'accompagner de vomissements, d'une soif vive, d'inappétence. Si le corps étranger reste quelque temps dans l'estomac, des douleurs vives à la région épigastrique se montrent à intervalles irréguliers et avec une acuité souvent croissante. Ces douleurs qui surviennent quelquefois sans motifs, quelquefois à la suite d'un mouvement brusque, forcent le malade à chercher du soulagement dans une position particulière. Il marche le corps courbé en deux, le tronc en avant (obs. 144, 163) et porte fréquemment la main vers le point douloureux. Ces douleurs, lorsqu'elles ne sont pas des plus vives, sont souvent calmées par l'ingestion d'aliments (obs. 163), et cela se comprend assez bien puisque les aliments, en distendant l'estomac, écartent ses parois des extrémités plus ou moins aiguës du corps étranger.

On peut voir survenir des vomissements, de la diarrhée ou des alternatives de diarrhée et de constipation ; le malade s'affaiblit (obs. 87) et la mort peut être la conséquence de cet état général (obs. 136). Si l'inflammation est assez grande pour amener la formation d'une tumeur; la douleur, qui a été très-vive sous l'influence de la péritonite partielle, diminue quand une fois l'abcès est formé, et c'est alors que le chirurgien intervient souvent.

Lorsque le corps étranger a quitté l'estomac, a traversé le pylore et est arrivé dans l'intestin grêle, il progresse ordinairement assez vite, cesse souvent de témoigner sa présence par des douleurs, et on ne le retrouve que lorsqu'il est arrivé dans le cæcum ; cependant, quelquefois, il n'en est pas ainsi, et si, surtout, il a une forme irrégulière, des angles aigus, il peut amener des accidents, de la douleur, de la constipation, du météorisme, des symptômes d'étranglement interne (obs. 140, 143) et causer la mort par perforation et péritonite.

Dans le cæcum on observe presque les mêmes symptômes que dans l'estomac, c'est-à-dire douleurs plus ou moins vives, alternatives de constipation et de diarrhée, balonnement du ventre et météorisme, puis, quelquefois, apparition d'une tuméfaction et d'un abcès qui s'ouvre et par lequel on extrait le corps étranger.

Si dans l'estomac, à moins d'avoir affaire à un corps très-volumineux, il est souvent difficile de sentir le corps étranger par la palpation, il n'en est pas de même dans la fosse iliaque droite ou presque toujours on a pu avoir cette perception (obs. 133, 158).

Enfin, le corps étranger, arrivé au rectum, marque quelquefois sa présence par des douleurs excessivement vives pendant la défécation (obs. 45, 91, 93, 110, 111, 112, 131, 132), car il s'implante dans les tuniques du rectum et on peut être forcé d'aller l'extraire; d'autres fois il est cause d'abcès de la marge de l'anus, abcès qui lui livrent passage (obs. 76, 102, 104, 105, 106, 107); enfin, il a pu produire de la difficulté pour uriner qui a fait croire à une prostatite (obs. 69).

DIAGNOSTIC.

Ordinairement, il est facile de rapporter les accidents causés par les corps étrangers à leur véritable cause. Dans la majeure partie des cas, on a en effet pour se guider les commémoratifs, et on devra s'en s'apporter au malade s'il affirme bien positivement avoir avalé un corps étranger, s'il rend compte de la sensation très-douloureuse éprouvée par lui lors de la traversée de l'œsophage, douleur accompagnée d'angoisses et de suffocation, suivie, au bout d'un certain temps, par une sensation de bien-être. Quelquefois le diagnostic a pu être éclairé par le toucher, on a senti le corps étranger dans l'œsophage, mais on n'a pas pu l'extraire et on a été forcé de l'enfoncer (obs. 49, 50, 51, etc., etc.). Dans l'observation 163 la fourchette a pu être saisie avec une pince à mors et maintenue quelques minutes. Dans certaines circonstances, le diagnostic peut être éclairé par la percussion (obs 136), qui a donné une sensation de matité dans la région où se trouve le corps étranger; par la succusion (obs. 46), il est vrai que dans ce cas M. Foville pouvait exceptionnellement espérer tirer un renseignement utile de ce moyen, à cause de la nature des objets réunis dans l'estomac; par la palpation, qui a permis quelquefois de sentir le corps étranger à travers les parois abdominales, soit dans la cavité de l'estomac à l'épigastre, soit dans le cæcum, soit dans le côlon; par des procédés ingénieux qui ont été mis en usage par M. Labbé et qui lui ont permis d'aller jusque dans l'estomac percevoir, par le choc, la sensation de la fourchette.

Mais quelquefois le diagnostic peut être très-obscur

et j'en donne une observation fort curieuse, celle d'Amussat (obs. 143). La malade, qui ne s'était pas aperçue qu'elle avait avalé un petit os d'oiseau, fut prise tout à coup de douleurs, de vomissements bilieux, de contractions spasmodiques de l'estomac, d'une soif ardente, de fièvre, et la mort survint sans qu'on ait porté de diagnostic, et, d'ailleurs, on avait pensé à tout, excepté à un corps étranger. Je crois donc que l'on ne pense pas assez souvent à cette cause, et lorsque l'on ne pourra pas expliquer par d'autres lésions, une douleur apparaissant subitement dans un point du ventre, douleur qui peut disparaître momentanément, mais qui revient à intervalles irréguliers, qui force les malades à marcher le corps penché, à porter leur main sur le point douloureux (obs. 144), ou bien qui s'accompagne de symptômes d'étranglement interne, balonnement du ventre, constipation, vomissements; on devra penser à un corps étranger des voies digestives.

ÉTIOLOGIE

On peut observer des corps étrangers des voies digestives : chez les enfants, ce sont ordinairement une ou plusieurs pièces de monnaie, ou des objets divers, un biberon, des balles de plomb, des épingles, etc., qui ont été avalés par imprudence (Obs. 1, 2, 5, 6, 7, 8, 9, 10, 20, 27, 28, 29, 32, 38, 40, 42, 43, 44, 51, 52, 64, 97, 114, 116, etc.) ou qui ont été introduites dans un but criminel (Obs. 99); chez les grandes personnes et alors le corps étranger a pu être introduit par imprudence (Obs. 3, 11, 12, etc.), ou pour le soustraire aux regards de voleurs (Obs. 13); chez les bateleurs et leurs imitateurs

(Obs. 21, 67, 68, 133, 134, 163); chez les voleurs pour cacher l'objet de leur larcin (Obs. 147), et chez les aliénés (Obs. 45, 46, 47, 85, 130, 142, 144, 150, 159).

PRONOSTIC

Il va de soi que le pronostic doit être aussi varié que la nature des corps étrangers. Cependant, d'une façon générale, si on veut bien parcourir mes tableaux, on pourra se convaincre que le plus souvent le pronostic est assez favorable. On peut être effrayé quand on sait qu'un corps volumineux, tel que des couteaux, des cuillers, des fourchettes, etc., ont été introduits dans le tube digestif, et cependant le plus souvent les corps étrangers sont expulsés sans avoir causé des accidents graves. Ainsi, sur 163 observations recueillies par moi, je n'ai trouvé que dix cas mortels dans le 3e tableau et deux dans le 5e; soit douze cas mortels ou 7,36 p. 100, ce qui est en définitive une proportion minime si on songe au volume, au nombre, au poids d'un grand nombre des corps qui ont été introduits et qui ont séjourné dans le tube digestif.

J'ai déjà dit que souvent les corps étrangers très-petits ont pu causer des accidents graves et la mort, en amenant une péritonite par perforation. Par contre, on a vu des corps très-volumineux et très-lourds être expulsés presque sans difficulté. Le pronostic ne doit donc pas être basé exclusivement sur la nature du corps avalé, mais on doit le réserver et ne se prononcer définitivement que d'après les accidents plus ou moins graves que l'on voit survenir par la suite. Le pronostic sera plus grave lorsque l'on verra apparaître des douleurs vives, revenant par accès, avec une acuité croissante ; lorsque l'on verra survenir une tumeur à l'épigastre, dans la fosse iliaque ou à la marge de l'anus ; lorsque l'on constatera de la constipation, des vomissements, du météorisme ; enfin, lorsque le malade présentera de la fièvre, et que l'on constatera de l'amaigrissement. Jusqu'à l'apparition de ces différents symptômes graves, on devra conserver l'espoir de voir la guérison arriver avec l'expulsion du corps étranger.

TRAITEMENT

Dans le plus grand nombre des cas, le traitement est très-simple. Et d'abord, lorsque le corps étranger est arrêté dans l'œsophage, on cherchera à l'extraire soit avec des pinces courbes, soit avec une éponge sèche à l'extrémité d'une baleine que l'on introduit plus profondément que le corps que l'on veut retirer et qui doit être ramenée seulement lorsqu'elle a été gonflée par l'humidité de l'œsophage (Vidal de Cassis, t. III, p. 775), soit avec le panier de Graeff, etc. On pourra chercher à le faire sortir en provoquant le vomissement. Le paysan de l'observation 153 essaya de faire sortir le couteau qu'il avait avalé, en se faisant tenir la tête en bas, pendu par les pieds, tant qu'il le sentit dans l'œsophage.

Si l'extraction par la bouche n'est pas possible, on enfoncera le corps étranger dans l'estomac : avec un tampon dei ge ou une éponge au bout d'une baleine, ou au moyen d'une olive d'ivoire ; avec une tige de poireau, comme le fit A. Paré, pour pousser dans l'estomac un gros morceau de tripe retenu dans l'œsophage (Vidal de Cassis, l. c., p. 776). On a proposé aussi dans le même but de faire avaler au malade des grandes bouchées d'aliments, une figue, des pruneaux sans le noyau, etc.

Enfin, on a pratiqué l'œsophagotomie dont on trouvera le manuel opératoire dans tous les livres de pathologie chirurgicale et de médecine opératoire.

Lorsque le corps étranger est arrivé dans l'estomac, il suffira le plus souvent de conseiller le repos, de donner des laxatifs, des boissons émollientes ; on a quelquefois fait prendre des aliments féculents en abondance pour englober le corps étranger et le faire sortir plus facilement de l'estomac (Obs. 46). Sous l'influence de ces divers moyens, le corps étranger est souvent expulsé par l'anus au bout d'un temps plus ou moins long, quelquefois très-court.

Lorsque le corps étranger est assez volumineux et lourd, lorque, par exemple, on a affaire à une fourchette qui, arrivée dans l'estomac, se place probablement dans la direction de l'organe (Obs. 163), couchée sur sa face antéro-inférieure, de manière qu'une de ses extrémités est à droite dans l'hypochondre droit, et l'autre extrémité tournée vers le pylore, ne serait-il pas possible d'aider sa migration. Pour cela, au lieu de laisser le malade dans le décubitus dorsal, on se trouverait peut-être bien de le placer dans le décubitus latéral droit, tant que l'on supposerait que le corps étranger n'est pas sorti de l'estomac; on pourrait peut-être ainsi espérer que sous l'influence de son poids, il cheminerait plus facilement et franchirait plus vite le pylore. Cette position latérale, n'empêcherait pas, bien entendu, de donner les laxatifs et les boissons émollientes.

Le pylore une fois franchi, il faut encore chercher à aider la marche du corps étranger dans l'intestin grêle et le gros intestin au moyen de laxatifs; on recommandera le repos et on interdira surtout les exercices violents, marches trop longues, fatigantes, etc.

Il peut arriver que l'on soit forcé d'intervenir au moment de l'expulsion par l'anus, lorsqu'un corps irrégulier éprouve des difficultés pour sortir.

Evidemment, on ne devra pas hésiter, toutes les fois qu'on observera un abcès de la marge de l'anus. Il faut l'ouvrir et extraire le corps étranger (Obs. 76, 78, 81, 102, 104, 105, 106, 107).

Mais que doit-on faire lorsque l'on voit apparaître des tumeurs dans les diverses régions du ventre?

D'abord, on calmera la douleur par des applications de cataplasmes ; M. Labbé s'est très-bien trouvé (Obs. 163) d'une application de vésicatoire sur la tumeur : en même temps on conseillera le repos et on veillera à ce que la liberté du ventre soit complète. Quelques chirurgiens ont laissé la tumeur s'abcéder, puis s'ouvrir d'elle-même; c'est alors seulement qu'ils ont agrandi l'ouverture pour aller à la recherche du corps étranger (Obs. 150, 155). Je crois que cette conduite ne doit pas être imitée, car elle a été suivie une fois de mort (Obs. 155), et on doit craindre qu'en attendant trop longtemps, il ne se fasse des lésions très-graves qui affaiblissent outre mesure le malade. Malheureusement dans le cas du docteur Sautos (Obs. 155) la famille n'a pas permis de faire l'autopsie.

Je crois donc qu'il vaut mieux ne pas attendre aussi longtemps, et aussitôt qu'on est sûr qu'il existe une inflammation adhésive rendue évidente par l'apparition d'une tumeur, si surtout on peut constater par la palpation que le corps étranger siége à ce niveau et qu'il est la cause de cette tuméfaction, alors le chirurgien devra inciser la tumeur et aller à la recherche du corps étranger (Obs. 147, 148, 151, 156, 157). Toutes les fois qu'on a tenu cette conduite, elle a été couronnée de succès.

Me voici arrivé à une partie de la question que j'aborde avec beaucoup de crainte, car il va falloir me prononcer sur une question excessivement grave, je veux parler de l'opération de la gastrotomie.

Quelle est la gravité de cette opération, dans quels cas doit-on la pratiquer, et qu'elle méthode opératoire doit-on suivre ; telles sont les trois questions qu'il s'agit de chercher à résoudre.

La gastrotomie est évidemment une opération grave ; on trouve dans Sedillot (*Contrib. à la chirurg.*, p. 494) deux longues observations d'opérations de gastrotomie pratiquées par ce grand chirurgien, et qui malgré tous les soins du professeur de clinique chirurgicale de l'ancienne faculté de Strasbourg, se sont terminées par la mort des sujets : l'un 48 heures après l'opération, l'autre 8 jours après. Il est vrai que ces deux opérations n'ont pas été pratiquées pour extraire un corps étranger, et qu'elles ont été faites sur des sujets depuis longtemps malades.

Il faut rapprocher de ces deux opérations de Sédillot, celle tentée par le docteur E. Fenger, médecin en chef de l'hôpital Friedrich de Copenhague (*Gazett. hebd.*, 1853-1854, p. 560) et qui fut suivie de mort 48 heures après l'opération. Dans ce cas encore l'opération était pratiquée chez un individu très-affaibli.

M. Follin, dans sa thèse de concours à l'agrégation en chirurgie, année 1853, après avoir rapporté tout au long les deux observations de Sédillot, s'exprime ainsi :

« Ces deux observations montrent combien sont grands les dangers de cette opération. Ainsi, le second opéré de M. Sedillot a succombé à une péritonite, et le premier à des accidents dont les lésions anatomiques ne sont pas très-manifestes. . . . . . . Le plus grand de tous ces dangers, c'est la péritonite. . . . . . A côté de ce danger immense, les autres sont faibles. La gastrite traumatique est rare, les hémorrhagies pourront être évitées. M. P. Bernard cite des exemples de plaies de l'estomac rapidement mortelles sans péritonite. Ces faits, que l'anatomie pathologique n'explique point, peuvent se rapporter à de graves ébranlements du système nerveux. »

Vidal de Cassis (*Path. exter.*, t. IV, p. 417), traitant de la gastrotomie pratiquée pour extraire les corps étrangers de l'estomac, dit : « C'est là encore une opération des plus dangereuses et qui est peu connue dans ses résultats. Je ne crois pas qu'on soit autorisé à la tenter si aucune saillie extérieure n'indique l'existence et le siége du corps étranger. »

A. E. Durham (In *A system of surgery théorétical and pratical*, vol. II, p. 543) est très-partisan de la gastrotomie pour extraire les corps étrangers de l'estomac. Il est vrai que sur sept cas cités par lui, cas que j'avais moi-même relevés avant de connaître son travail, et sur lesquels il s'appuie pour conseiller cette opération, il y en a deux qui ne sont pas des exemples de gastrotomie proprement dite, mais tout simplement des ouvertures d'abcès.

Loin d'être de son avis, et considérant l'opération de la gastrotomie comme très-grave, je crois cependant que quand il s'agit d'extraire un corps étranger de l'estomac, elle est beaucoup moins dangereuse que pourrait le faire croire les observations de Sedillot et de E. Fenger.

Les observations 149, 150 *bis*, 152, 153, 154 sont les seules dans lesquelles on ait pratiqué la gastrotomie. Sur ces cinq observations, il y en a une (Obs. 150 *bis*) suivie de mort, pour laquelle il n'y a aucun détail; les quatre autres ont été pratiquées pour extraire des corps assez volumineux, une fois (Obs. 153) sur la demande formelle du malade, deux fois (Obs. 149, 154) pour extraire deux masses de plomb très-lourdes. Malheureusement les deux observations 152 et 153 sont très-peu détaillées et, par conséquent, peu instructives.

MM. T. B. Neal, en 1855, et Bell, en 1859, ont cru devoir pratiquer la gastrotomie (Obs. 149, 159) pour extraire, l'un, un barreau de plomb de 10 pouces de longueur et du poids de 1 livre; l'autre, un barreau de plomb de 0m.30 et 270 gr. Dans ces deux cas il y avait des accidents très-graves : violentes douleurs d'estomac, tiraillements le long de la colonne vertébrale, vomissements, prostration. On ne sentait pas le corps étranger à travers les parois du ventre, et cependant ces chirurgiens se décidèrent en présence des accidents, et pensant probablement que les malades n'avaient pas de chance de guérison, par l'expulsion anale.

Quel sera le procédé opératoire? Voici celui qui est indiqué par Vidal de Cassis (*l. c.*, p. 417) : « Le chirurgien fait sur la ligne blanche, dans la région épigastrique, une incision longitudinale de 9 centimètres environ; arrivé au péritoine, il le divise avec précaution. L'arc transverse du côlon se présente quelquefois; on le repousse doucement en bas et on découvre la face antérieure de l'estomac. On ouvre cet organe avec les mêmes précautions que le péritoine; on évite avec soin de prolonger l'incision jusqu'à la grande ou la petite courbure, où se trouvent les artères coronaires stomachiques; la suture de l'estomac se fait en suivant les procédés ordinaires. »

MM. Neal et Bell ont modifié très-heureusement ce procédé, et si on avait à faire une gastrotomie, il me semble qu'on devrait suivre leur exemple.

En effet, après avoir chloroformé le patient, ils firent une incision de 4 pouces, étendue de l'ombilic aux fausses côtes gauches, incision faite couche par couche et pénétrant dans la cavité péritonéale. Ils plongèrent la main dans cette cavité, saisirent l'estomac, purent saisir également le corps étranger qu'ils firent saillir par une de ses extrémités. C'est sur cette saillie, qu'avec un bistouri ils firent une incision juste assez grande pour laisser sortir le barreau.

Ce temps de l'extraction achevé, la contraction de la tunique musculaire de l'estomac suffit pour refermer exactement l'ouverture, et *aucune ligature ne fut appliquée sur l'estomac*. La plaie extérieure fut réunie par des points de suture et des bandelettes, et on appliqua un pansement simple. Le traitement consécutif consista dans l'emploi de l'opium; la cicatrisation marcha très-vite et les deux malades guérirent parfaitement.

I. — *Corps étrangers ayant traversé toute l'étendue des voies digestives. — Accidents nuls ou presque nuls.*

NATURE des CORPS ÉTRANGERS.	AGE et SEXE.	DURÉE du SÉJOUR.	ACCIDENTS PRODUITS.	INDICATIONS BIBLIOGRAPHIQUES.
ou trois pièces d'argent.	enf. 2 ans	qq. jours	Accidents nuls.	Helwigius (Hévin, Mém. de l'Acad. de chir.; année 1743, t. I, p. 449.
t petites boules de verre lisse.	enfant	qq. jours	Idem.	Helwigius (Hévin, l. c., p. 449).
pièces de monnaie.	homme	3 jours	Idem.	Forestus (Hévin, l. c., p. 449).
ɔièce de monnaie.	homme	qq. jours	Idem.	Gallien (Hévin, l. c., p. 449).
ɔrin.	enfant	?	Idem.	Ephémérides d'Allemagne (Hévin, l. c., p. 449).
ɪu d'or.	enfant	7 semain.	Idem.	Ephémérides d'Allemagne (Hévin, l. c., p. 449).
de métal, assez large, irré-ière.	enfant 5 ans	?	Idem.	Meek'ren (Hévin, l. c., p. 450).
de plomb aplatie.	enfant	3 jours	Idem.	Forestus (Hévin, l. c., p. 450).
de plomb (2 onces).	fille 14 ans	6 jours	Pesanteur à l'estomac, huile d'amandes douces, expulsion.	Boneti (Hévin, l. c., p. 451).
de cuivre.	enf. 8 ans	1 an	Accidents nuls.	Amatus Lusitanus. (Hévin, l. c., p. 452).
ıcats.	homme	qq. jours	Idem.	Mich. Mangeti (Hévin, l. c., p. 458).
louis d'or.	homme	?	Idem.	Ephémérides d'Allemagne (Hévin, l. c., p. 458).
e médailles d'or.	homme	?	Idem.	Hévin, l. c., p. 459.
ıx de cerises (gr. quantité).	homme	6 mois	Idem.	Stalpart (Hévin, l. c., p. 460).
ɪurs épingles à cheveux.	femme	6 ans	Doul. piquantes dans l'œsophage, puis dans l'estomac, expuls.	Fabricius Hildanus (Hévin, l. c., p. 510.)
morceaux de verre, etc.	homme	?	Accidents nuls.	Cardan (Hévin, l. c., p. 510).
de verre, tessons de cruche.	homme	?	Idem.	Am. Lusitanus (Hévin, l. c., p. 510).
ɪents de verre.	homme	?	Idem.	Fab. Hildanus (Hévin, l. c., p. 510).
ɜs de diamant.	homme	?	Idem.	Cardan (Hévin, l. c., p. 511).
e de son soulier.	enf. 12 ans	1 jour	Idem.	Puzos (Hévin, l. c., p. 513).
au d'épée (9 pouces).	homme	?	Idem	Tyzon (Hévin, l. c, p. 515).
ıx très-aigus (4 pouces).	homme	9 jours	Aucun inconv., continue à boire et à manger comme à l'ord.	Langius (Hévin, l. c., p. 517).
hette.	homme	18 jours	Accidents nuls.	Planque, in Bibl. de méd., t. III, p. 560, ann. 1750.
ule d'objets.	j. homme	?	Idem.	Planque, l. c., p. 569
de couteau pointue.	homme	?	La rendit sans accident par l'anus.	Forestus (Hévin, l. c., p. 517).
0 pièces d'or.	homme	5 à 6 jours	Accidents nuls.	Pétrequin, in journal des méd. prat., art. 2037.
de fusil.	enf. 4 ans.	8 jours	Expulsion sans souffrance.	Pétrequin, l. c., art. 3332.
ment de porcelaine (5 cent.).	enfant	1 jour	Aucun accident, expulsion par les selles.	Carteaux, journ. des méd. prat., art. 3661.
clou (55 millim.).	fille 3 ans 1/2	11 jours	Accidents nuls.	Petit, Communicat. à l'Acad. (Bull. de ther t. XXXVII, p. 236).
ancs en or.	femme 65 a.	?	Idem.	Delasiauve, in Gazette des hôpit., 1866, p. 596).
ingles.	homme	?	Il rendit 70 épingles par les selles, sans accidents.	Jacquemier, in Gazette des hôpit., 1866, p. 596.
ces de monnaie de cuivre.	enf. 7 ans	20 jours	Accidents nuls.	Revue méd., franc., et étrang., 1823, t. II, p. 217.
sses aiguilles.	homme	6 jours	Aucun accident, expulsion par les selles.	Segerus (Hévin, l. c., p. 537).
le.	fille	14 jours	Accidents nuls.	F. de Hilden (Hévin, l. c., p. 536).
tte de mouton (portion de).	homme	?	Arrêt dans l'œsophage, on la repousse dans l'estomac.	Pascal (Hévin, l. c., p. 524).

I. — *Suite*,

Nos	NATURE des CORPS ÉTRANGERS.	AGE et SEXE.	DURÉE du SÉJOUR.	ACCIDENTS PRODUITS.	INDICATIONS BIBLIOGRAPHIQUE
36	400 noyaux de cerises.	homme	15 mois	Accidents nuls.	Landais, in Bull. de la Soc., anat., 1855,
37	Poudre de valériane (4 onces).	fille	3 jours	Rendue d'un seul coup.	Amelung, in allg. repertorium, 1831, IX
38	Clou.	enfant	82 jours	Accidents nuls.	Balls, id. id. 1834, X,
39	Couleuvre.	homme	?	Idem.	Balls, id. id. 1834, VII
40	Biberon (4 pouces de long).	enfant	3 jours	Aucun accident, l'enfant resta sain.	Windel, id. id. 1836, X,
41	Couteau de poche (2 pouces).	garçon	2 jours	Accidents nuls.	Plinnenger, id. id. 1836, II
42	2 aiguilles.	fille	?	Idem.	Jahn, id. id. 1835, IX.
* 43	2 pièces de monnaie.	fille 10 ans.	33 jours	Idem.	Dr Lauro de Franco.
* 44	Roulette de table de nuit (7 cont.).	enf. 8 ans.	2 jours	Idem.	Dr Rochette.
* 45	5 plumes de fer.	aliéné	4 jours	Douleurs dans le fondement, expulsion.	Mignon.
* 46	Un jeu de dominos tout entier.	aliéné	5 jours	Accidents nuls.	A. Foville, in Gaz. hebdom., 1874, p. 2
* 47	Chapelet.	aliéné	qq. jours	Idem.	A. Foville, l. c. 283.

II. — *Corps étrangers ayant traversé toute l'étendue des voies digestives. — Accidents plus ou moins graves. — Guérison.*

Nos	NATURE des CORPS ÉTRANGERS.	AGE et SEXE.	DURÉE du SÉJOUR.	ACCIDENTS PRODUITS.	INDICATIONS BIBLIOGRAPHIQUE
48	Petit os.	j. homme.	?	arrêt dans l'œsophage, convulsions violentes; on peut le repousser dans l'estomac.	Fabr. de Hilden (Hévin, l. c. p. 449).
49	Morceau de cuir.	cordonnier.	6 mois	arr. dans l'œsoph.; enfoncé dans l'estom. avec une sonde.	Fabr. de Hilden (Hévin, l. c., p. 446).
50	Amande.	enf. 6 jours.	?	accidents de suffocation; passe dans l'estomac, guérison.	De la Motte, (Hévin, l. c., p. 447).
51	Fragment de pièce de monnaie.	enf., 12 ans.	?	accidents dans l'œsophage; poussé dans l'estom., guérison.	Wédelius (Hévin, l. c., p. 449).
52	Cachet de plomb.	enf. 5 ans.	?	accidents de suffocation; poussé dans l'estom., guérison.	Wédelius (Hévin, l. c., p. 450).
53	3 liards.	enfant	1 jour.	poussé dans l'estomac au moyen d'un porreau, expulsion le lendemain.	De la Motte (Hévin, l. c., p. 451).
54	100 louis d'or.	2 personnes	?	tranchées violentes; lavements, expulsion, guérison.	P. Borelli (Hévin, l. c. p. 458).
55	Morceau d'or sculpté.	homme	?	flux dysentérique opiniâtre, jusqu'à l'expulsion.	Z. Lucitanus et Gallien (Hévin, l. c., p
56	Grosse épingle.	jeune fille	14 jours	3 prem. jours, sans accident, puis douleur au pylore, fièvre, convulsions, expulsion, guérison.	F. Hildanus (Hévin, l. c., p. 466).
57	3 aiguilles.	j. homme	1 an.	lipothymies, convulsions, expulsion, guérison.	Sigerus (Hévin, l. c., p. 446).
58	2 épingles.	femme	qq. temps	s'arrêt. à différ. endroits et causent des doul. locales, exp.	Wierus (Hévin, l. c, p. 446).
59	Grosse épingle.	j. fille, 18 a.	?	enfoncée dans l'estomac, guérison.	Wédelins (Hévin, l. c. p. 504).
60	Noyau de pêche.	enf., 5 ans	qq. temps	enfoncé dans l'estomac, expulsion, guérison.	Engeran (Hévin, l. c, p. 502).
61	Noyau de pêche.	homme	?	accidents graves, expulsion par l'anus, guérison.	Schenkius (Hévin, l. c., p. 502).
62	Plusieurs os de pattes de poules.	femme	qq. temps	violentes coliques, expulsion par l'anus, guérison.	Plater (Hévin, l. c, p. 501).
63	Dent de fourchette.	femme	qq. temps	douleurs à l'estomac, expulsion, guérison.	Riedlinus (Hévin, l. c., p. 505).
* 64	Couvercle de fer blanc.	enf., 4 ans	5 jours	arrêt à l'anus, douleurs vives, extraction, guérison.	Mackius (Hévin, l. c. p. 513).
65	Morceau de bois long d'un doigt.	homme	1 an	douleurs vives, insomnie, rendu par l'anus.	Forestus (Hévin, l. c., p. 514).
* 66	Flûte, 4 pouces de long.	j. homme	?	douleurs vives, insomnie, expulsion.	Bartholin (Hévin, l. c., p. 514).
* 67	Pointe d'épée, longue de 3 doigts.	bouffon	12 jours	douleurs violentes, expulsion par les selles.	A. Paré (Hévin, l. c., p. 516).
* 68	Couteau (9 tr. de doigts), caillous.	baladin	3 et 9 j.	douleurs, vomissements sanguinolents, expulsion.	Tyzon (Hévin, l. c., p. 515).
* 69	Cuiller.	homme	1 jour.	doul. vives, tranchées, sort avec beauc. de peine par l'anus	Plater (Hévin, l. c., p. 519).
* 70	Fourchette (de table)	officier	15 mois	doul. variant de lieu, fièvre, amaigriss., expuls., guérison.	Legendre, Journal des Savants, anno 1
71	Os.	paysan	?	arrêt dans l'œsophage, enfoncé dans l'estomac, guérison.	Petit (Hévin, l. c., p. 520).
72	Os.	homme	?	idem idem idem.	A. Maître Jean (Hévin, l. c., p. 520).
73	Port. d'os de la cuisse d'un poulet.	homme	8 jours	arrêt dans l'œsophage, plus tard à l'anus, douleurs vives, extrait par Quesnay.	Quesnay, (Hévin, l. c. p. 521).
74	Epingle d'acier ($0^m,03$ de long).	enf., 6 ans	3 jours.	douleurs au moment du passage dans le cæcum.	Villeneuve, Journ. des méd. pratic.,
75	Os de poisson.	homme	50 ans	doul. et gêne dans différent points, senti avec le doigt à l'anus, extraction.	Latour (Soc. de méd. de Paris 1846), des méd. prat., art. 3190.
76	Epingle.	femme	qq. jours	douleurs à l'anus, formation d'un petit abcès qui contient l'épingle. extraction.	Marinus, Journ. de méd. de Bruxelles,
77	Os.	homme	5 ans	alternatives de diarrhée et de constip., extract. par le rect.	Tanchon, Journ. de méd. prat., art. 3
78	Os (19 lignes de long.)	homme	2 ans	douleurs aiguës dans différ. points; douleurs au rectum, abcès, extraction, guérison.	Dubreuilh, Journ. des méd. de Borde
79	Os de perdrix.	homme	qq. jours	difficultés pour uriner; on croit à une prostatite, toucher rectal fait reconnaître et extraire un petit os.	Tanchon, Gaz. des hôp., 1830, t. III,
80	Cheville de violon.	enf., 3 ans.	3 semain.	vomissements, diarrhée expulsion d'une cheville de violon d'enfant à moitié pourrie.	Jankowich, Gaz. des Hôp., 1842, p.
81	Arête de poisson.	dame	12 mois	gêne pour avaler au début, douleurs au rectum, abcès, fistule, extraction.	S. Jones, Gaz. des hôp., 1857, p. 278.
82	Os irrégulier ($0^m,045$).	soldat	?	gêne de la déglutition au début, tombe dans l'estom., exp.	Larrey, Gaz. des hôp., 1850, p. 40.
83	Petits clous.	tapissier	?	gêne au pharynx, douleurs à l'estom., extrait par le rectum avec un aimant.	Anselmier, Union méd., 1859, p. 482
84	Limace vivante.	femme	2 ans	hystérie et hypochondrie; asa fœtida et aloës, exp., guér.	J.-J. Gardane, Gaz de santé, 1829,
* 85	Cheville de fer (5 pouces)	maniaque	15 jours	douleurs de ventre, expulsion naturelle.	Grooch, Gaz. de Santé, 1773 à 1774,
86	Ecu de 6 livres.	soldat	5 mois	coliques; expulsion par les selles.	J.-J. Gardane, Gaz. de Santé, 1773 à
* 87	Fourchette de fer étamée.	h. 32 ans	20 mois	coliques, diarrhée et constip., vomiss., amaigr., expulsion.	Chemin, Journ. de méd.. prat., art.
88	Coquilles d'œuf et brique pilée.	dame	?	douleurs, diarrhée et constip., vomissement, guérison.	Pascalis et Smith, Journ. univ. des 1821, p. 367.
89	Clavicule d'oiseau.	homme	?	arrêt dans le rectum, extraction difficile, guérison.	*** Rev. med. franç. et étr. 1846., t.
90	Noyaux de cerises.	homme	?	obstruction du rectum, météorisme, vomissements, fièvre, délire, extraction.	Laforêt, idem. 1837, t.
* 91	Une clef, un étui porte-aiguilles, fragments de verre. etc.	j. femme	4 à 6 j.	douleurs à l'anus le 4e jour, expuls. des objets en 2 jours.	Laborie, idem. 1859, t.
92	Plusieurs sangsues vivantes.	homme	?	ardeur brûlante, vom. de sang, amaigris., purgat., expuls.	Schnük, Journ. univ. des sc. méd.,
93	Os de mouton ($0^m,034$).	homme	2 jours	douleurs au rectum, extraction.	Gille, France med., 1855, p. 250.
94	Environ 150 noyaux de cerises.	femme 30 a.	?	constipation, accidents d'étranglement, purgatifs, guérison.	*** idem. 1867, p. 819.
95	Fragment d'os, mince et tranchant.	femme	50 ans	constip, coliques, vomissem., météorisme; extract, guér.	Latour, Rev. méd. fr. et étr., 1846,
96	Noyaux de cerises.	femme	?	vives douleurs dans le rectum, extraction.	Krafe, Allg. repertorium, 1837, II,
97	Morceau d'os.	enfant	?	entérite, expulsion, guérison.	*** idem. 1838, I, p
98	7 pièces d'argent.	homme	20 mois	coliques, expulsion.	*** idem. 1838, III,
99	Epingles (dans un but criminel).	enf. 2 m. 1/2	?	suffocation, étouffements, expulsion, guérison.	Ollivier (d'Angers) Ann. d'hygiène,
100	Pièce métall. de 3 dents artificielles.	dame, 30 a.	2 jours	poussée dans l'estomac, expulsion.	Arch. gén. de méd., 1856, t. II, p.

II. — *Suite.*

NATURE des CORPS ÉTRANGERS.	AGE et SEXE.	DURÉE du SÉJOUR.	ACCIDENTS PRODUITS.	INDICATIONS BIBLIOGRAPHIQUES.
e-souris.	enfant	48 heures	douleurs, vomissements de sang, expulsion, douleurs persistantes, enfin guérison.	Heymann, Arch., 1834, t. I, p. 676.
ire de poisson.	homme	7 mois	abcès à la marge de l'anus, ouverture, extraction.	Stalpart Vander-Wiel (Hévin, l. c., p. 572).
les.	enf., 14 ans	8 à 10 j.	suffocation, guérison rapide.	Habicot (Hévin, l. c. p. 583).
n d'os d'une cuisse de poulet.	femme	35 jours	douleurs vives au fondement, abcès, extraction, guérison.	Febvrier (Hévin, l. c., p. 572).
u de bois aigu.	femme	?	abcès à l'anus, extraction.	Éphémérides (Hévin, l. c., p. 572).
bœuf (17 lignes de long).	homme	10 jours	douleurs dans tout le canal digestif, jusqu'au rectum, abcès, extraction.	De la Peyronie (Hévin, l. c. 571).
d'os (2 travers de doigt).	homme	?	abcès à l'anus et fistule, extraction, guérison.	Le Dran. (Hévin, l. c. p. 570).
ire de poisson.	homme	?	arrêt dans le rectum; coupée en deux, extraction, guérison.	Tholinx (Hévin. l. c., p. 543).
re de brochet.	homme	?	arrêt dans le rectum; coupée en deux, extraction, guérison.	Marchettis (Hévin, l. c., p. 543).
n d'os.	homme	?	douleurs à l'anus, extraction.	Saviard (Hévin, l. c., p. 541).
mouton (17 lignes).	homme	8 jours	douleurs dans le fondement, inflammation, extraction.	Faget (Hévin, l. c., p. 540).
	homme	qq. jours	douleurs à l'anus, extraction.	Quesnay (Hévin, l. c., p. 540).
ngulaire aigu.	homme	qq. jours	douleurs d'estomac, expulsion.	Tostain (Hévin, l. c., p. 523).
u de poche.	enfant	13 jours	douleurs dans le côlon ascendant et transverse, expulsion.	Hesclen, Allg. repertorium, 1835, IV, p. 50.
cinereus (limace cendrée) pouces de long.	enf. 13 mois	8 mois	troubles gastriques, expulsion.	Amelung, idem. 1831, IX, p. 52.
aux de cerises.	jeune fille	6 mois	coliques, expulsion.	Wever, idem. 1833, XII, p. 116.
de mâchoire de poisson.	homme	?	douleurs rectales, extraction.	Idekaner, idem. 1836, VIII, p. 118.
(vipera berus, 1 pied.	pays. russe	13 jours	coliques, vomissements; diète, purgations, expulsion.	Mandt, idem. 1839, IX. p. 99.
agrestris (au nombre de 100).	enf. 11 ans	plus. sem.	coliques dans le bas-ventre; vermif., expuls. d'une 1re limace viv., et peu à peu de 100 autres environ.	Rayina, idem. 1840, XII, p. 149.
ouilles vivantes.	jeune fille	qq. mois	sensation d'un petit chat dans le ventre, purgatifs, antipasmodiques, expulsion.	Schlegel, idem. 1838, IX, p. 109.
ndre.	j. fille, 12 a.	?	accidents épileptiques, troubles gastro-intestinaux, expuls.	Schlegel, idem. 1838, IX, p. 107.
uvres (10 pet., mère morte).	femme	2 ans	accidents, douleurs, expulsion.	Tott, idem. 1838, XI, p. 89.
plomb.	enf., 5 ans	14 jours	soif vive, anxiété, expulsion.	Ritter, idem. 1841, XI, p. 157.
e vivante (3 pieds).	paysan	6 ans	douleurs dans le bas-ventre, expulsion.	Tott, idem. 1838, XI, p. 90.
ouces).	tailleur	?	douleurs dans le côlon ascendant, expulsion.	*** idem. 1843, VIII, p. 77.
ns de cuivre et cuiller d'é-rompue en quatre.	soldat	4 jours.	douleurs, anxiétés, expulsion.	Valentin, J. gén. de méd.; 1re sér., t. XXII, p. 329.
s de cuivre et anneau de de commode.	jeune fille	?	coliques affreuses, expulsion, guérison.	Idem. idem. idem. p. 329.
6 livres.	soldat	?	arrêt dans l'œsophage, poussée dans l'estomac, expulsion.	Idem. idem. idem. p. 329.
6 livres.	homme 42 a.	26 jours	arrêt dans l'œsophage, suffocation, guérison après expuls.	Calignon, idem. idem. t. XXIV, p. 153.
eins bois de plâtre.	aliéné	5 jours	doul. à l'estom., soif vive, constipat., expuls. en grumeaux.	Mignon.
er (3 pouces de long).	hussard	3 sem.	douleurs à l'estom.; arrivé au rectum, ils'implante dans ses tuniques, extraction.	Saucerotte, Mélang. de chir., 2e part., p. 442.
e verre (2 pouces de long).	aliéné	12 jours	doul. au fondement, on brise la fiole, hémorrh., extraction.	Saucerotte, Dict. des sc. méd., t. VII, p. 31.
, morc. de verre, épingles.	soldat	8 mois	ventre ballonné, douleurs, on sent le couteau, expulsion.	Moissenet.

III. — *Corps étrangers ayant traversé toute l'étendue des voies digestives. — Accidents graves et mort.*

eaux.	matelot	?	avait avalé sans accident, une 1re fois 4, puis 14 couteaux; il voulut en avaler 17 et mourut 2 ans après. Autopsie.	Babbington, Ann. de litt. méd., étrang., t. II, ann. 1810, p. 504.
s.	demoiselle.	3 semain.	une partie sortit par les selles, le reste perce l'intestin; doul. vives, tranchées, convuls., maigreur, mort au bout de 3 semaines.	Bayle (Hévin, l. c., p. 465).
terre.	homme 30 a.	?	douleurs, vomissements, diarrhée, affaiblissement, expulse la pipe intacte, mort, autopsie.	Gosselin, Union méd., 1851, p. 493.
de monnaie.	caporal.	?	il avait l'habitude d'avaler des pièces de monnaie, qu'il rendait sans acc. par les selles; une dernière cause la mort.	Martin, Journ. univ. des sc. méd., t. XLVI, p. 240.
les et 4 aiguilles.	enf. 4 mois	?	diarrhée, vomissements, diarrhée, affaiblissement, mort.	Duret, J. univ. des sc., méd., pour 1825, p. 108.
1,500 épingles.	femme 27 a.	24 ans.	émaciation considérable; mort. Toutes étaient sorties ou avaient pénétré dans d'autres organes.	Savy, Bull. de la Soc. anat., 1855, p. 410.
de cerises et de prunes.	femme 32 a.	14 ans.	vomiss. stercoraux, symptômes d'étrangl., mort, autopsie.	Ed. Caron, Bull. de la Soc. anat., 1855, p. 412.
cerises et 92 balles plomb.	homme 32 a.	?	tumeur mobile, dure, dans la région iliaque droite, signes d'étranglement et de péritonite, mort, autopsie.	F. P. Dor, Thèse de 1835, nº 18.
s étrangers de toute sorte.	forçat aliéné	?	distension considérable de l'estomac, vomiss., gangrène, mort, autopsie.	Fournier, Journ. de méd., 1774, t. XLII, p. 504.
de vertèbre d'oiseau.	dame.	1 mois.	vomissements, constipation, symptôme d'étranglement, anus artificiel, mort, autopsie.	Amussat, Thèse du Dr Pinte, 1841, p. 42.

IV. — *Cas dans lesquels le corps étranger n'est pas sorti.*

ette.	aliéné	5 ou 6 a.	lypémanie, doul. passagères forçant à porter la main momentanément sur la région; suicide, autopsie.	E. J. Ramon, Ann. méd. psych., 1843, p. 481.
6 livres.	j. h. 16 ans.	35 ans.	arrêt dans l'œsophage 10 mois, douleurs aiguës, convuls., vomissements, chute dans l'estomac, où il reste 35 ans.	Gastellier, Journ. gén. de méd., t. XXIII, p. 147.
de soulier.	fille 5 ans.	?	perte de connaissance, convulsions, doul. à l'estomac, tumeur à l'hypochondre droit, qui guérit.	Rivals (Hévin, l. c., p. 512).

V. — *Cas dans lesquels on a pratiqué une opération.*

Nos	NATURE des CORPS ÉTRANGERS.	AGE et SEXE.	DURÉE du SÉJOUR.	ACCIDENTS PRODUITS.	RÉSULTATS	INDICATIONS BIBLIOGRAPHIQ
*147	Cuiller à café en vermeil.	soldat.	qq. sem.	formation d'un abcès dans l'hypochondre gauche, douleurs vives, ouverture de l'abcès.	guér.	Ch. Sédillot, Contribut. à la Chir., t.
*148	Fourchette argent.	dame 24 a.	229 jours.	douleurs, vomissements, dépérissement, tumeur, ouverture de la tumeur.	guér.	Cayroches, Sédillot, l. c., p. 457.
*149	Barreau de plomb (10 p. de long, pesant 1 livre).	homme 27 a.	15 j. env.	douleurs, haleine fétide, constipation, GASTROTOMIE.	guér.	T. B Neal. Gaz. hebd. de méd. et 1855. p. 662
*150	Fourchette argent.	femme 64 a.	9 mois 1/2.	tumeur s'ouvrant spontanément, fistule, on agrandit l'ouverture.	guér.	A. H. Van Andel, Gaz. hebd. de m chir., 1866, p, 797.
150	Fourchette.	femme	?	GASTROTOMIE.	mort.	Idem.
*151	Couteau (7 pouces).	j. femme.	11 jours.	tumeur, incision sur la tum. à l'hypocondre gauche.	guér.	Ephémérides d'Allem. (Hévin, l. c., p
*152	Couteau (9 pouces).	paysan.	2 mois.	GASTROTOMIE, pas d'incommodité.	guér.	Crollius (Hévin, l. c., p. 596).
*153	Couteau (10 pouces).	paysan.	1 mois 1/2.	GASTROTOMIE, presque pas d'accidents.	guér.	Daniel Schwaben (Hévin, l. c., p. 59
*154	Barre de plomb (0^m,30, 270 gr.).	homme.	9 jours.	GASTROTOMIE, pas d'accidents.	guér.	Bell, Gaz. hebd. de méd. et de chir., 18
*155	Nomb. corps, compas ciseaux, etc.	offi. portug.	14 mois.	tum., abcès, fistule, agrandiss. de la fistule, extract.	mort.	Dr Santos, Lettre du Dr Perrin à M. L
156	2 fourchettes de fer.	fille 19 ans.	10 mois.	abcès, ouverture de l'abcès.	guér.	Sonderland, Gaz. hebd. de méd. et 1866, p. 797.
157	Fourchette de fer.	femm. 50 a.	2 ans.	abcès dans l'hypochondre droit, ouverture de l'abcès.	guér.	Fedeli, Gaz. hebd. de méd. et de c p. 797.
158	Couteau (6 pouces de long).	berger.	?	abcès à l'aine, on l'ouvrit et le couteau se présenta.	guér.	A. Paré, Dict. des sc. méd., t. VII, p.
*159	Cuiller de fer.	aliéné.	qq. mois.	accidents intestinaux comparables à ceux de la typhlite, abc. de la fosse iliaque dr., ouvert., extract.	guér.	Charpy, communiqué par M. Cartaz, in
*160	Affiloir, pied de marmite, etc.	paysan.	5 à 6 mois.	abcès dans diverses régions, ouverture, extraction.	guér.	Planque, Bibl. de méd., t. I, p. 51, a
*161	Lame de fer-blanc (10 pouces).	h. 25 ans.	14 mois.	douleurs, abcès, ouverture, extraction.	guér.	P. Dubois, Bull. de la Fac. de méd p. 1, ann. 1820.
162	Cuiller à café argent.	homme.	1 an.	tumeur à l'épigastre, ouverture, extraction.	guér.	Otto de Copenhague, Bull. de thér. 1838, t. XV, p. 320.
*163	Fourchette.	homme.	?	tumeur à l'hypochondre droit, douleurs très-vives.	?	E. Labbé.

Les observations marquées d'une astérisque sont celles qui sont publiées en entier dans ce travail.

QUELQUES OBSERVATIONS DU PREMIER TABLEAU

Accidents nuls ou presque nuls.

Les observations de corps étrangers ayant traversé toute l'étendue des voies digestives, sans avoir produit aucun accident, sont excessivement nombreuses dans les auteurs. Je crois que beaucoup de corps sont avalés par des enfants et aussi par des grandes personnes sans que le médecin en soit même prévenu ; malgré cela, il n'est peut-être pas un seul médecin de campagne ou de banlieue à Paris qui n'ait eu à donner des soins pour des pièces de monnaie, des noyaux de fruits, etc. ; c'est ainsi que deux de mes amis, exerçant depuis peu à Paris (barrière d'Italie), ont pu me communiquer les observations **43** et **44**.

Avant de citer ces deux observations, je demande la permission d'en citer quelques autres et d'attirer en passant l'attention sur l'observation **24**, à la lecture de laquelle on pourra se convaincre combien les anciens auteurs observaient quelquefois d'une façon superficielle. Il m'est arrivé très-souvent dans mes recherches de trouver des observations dans le genre de l'observation **24** ; il va sans dire que je les ai laissées de côté.

OBSERVATION XXIV. Planque. *Bibl. de méd.*, t. III, p. 560, *année* 1750.— M. Hanson lui écrit que : « un jeune homme, âgé d'environ 20 ans, dans la ville d'Ely, qui est la ville épiscopale du diocèse de Cambridge, se disant ensorcelé, a vomi à plusieurs reprises des clous de différentes grandeurs, des épingles, de petites pièces de plomb, tel qu'est celui qui a servi dans les fenêtres, de la petite monnaie de cuivre d'Angleterre, nommée *Fardin*, des pierres à aiguiser d'un doigt de longueur et de la largeur de deux doigts. M. White, qui a vu l'homme, dit qu'il parle d'assez bon sens, qu'il n'est point malade, comme quelques-uns l'ont cru, bien qu'il soit pâle de visage ; mais qu'il sent des douleurs dans la poitrine et ailleurs lorsqu'il vomit toutes ces matières. Il a même parlé à une dame qui a été présente lorsque ce pauvre jeune homme a jeté un grand morceau de plomb de la longueur de plus de deux doigts ; et un jour qu'on lui demandait d'où il vient qu'il vomissait plutôt des pierres à aiguiser que d'autres, il dit qu'il n'en savait rien, et que tout ce qu'il pouvait dire, c'est que peu auparavant, ayant eu une de ces pierres dans sa poche, sans savoir ce qu'elle avait pu devenir, il l'avait vomie quelque temps après. Un des chirurgiens du roi d'Angleterre apporta, le vingt-deuxième de ce mois, tout cet amas de matière pour le présenter au roi. Cela a fait arrêter et mettre en prison deux femmes qu'on soupçonne d'être sorcières. »

Voici maintenant des observations beaucoup plus intéressantes et qui sont véritablement instructives.

Obs. XIII. Hévin. *Mém. de l'Acad. de chirurg.*, t. I, p. 459. — « Le Dr Vaillant, célèbre antiquaire, pris pour la seconde fois par un corsaire, ayant été dépouillé de tout ce qu'il avait lors de sa première capture, pour éviter le même accident, avala quinze médailles d'or qu'il avait sur lui. Rentré au port, et inquiet sur son sort et sur celui de ses médailles, il consulta la Faculté, mais chacun proposait un moyen différent. Le malade s'en remit à la nature. Il rendit ses médailles sans accident. »

Obs. XVIII. Fabricius Hildanus, cité par Hévin, l. c., p. 510. — « A connu trois personnes accoutumées, dès leur jeunesse, à la débauche, qui brisèrent, dans un festin, plusieurs verres à boire entre leurs dents et qui les dévorèrent avec tant d'avidité que le sang leur sortait par toutes les parties de la bouche. Elles n'eurent aucun dérangement dans leur santé et parvinrent toutes à un âge avancé. »

Obs. XXIII. Planque. *Bibl. de méd.*, t. III, p. 560, ann. 1750. — « M. Le Gendre, premier chirurgien du roi d'Espagne, m'écrivit, il y a deux ou trois ans, qu'un seigneur espagnol avait avalé une *fourchette*, qui fut quinze ou dix-huit jours à faire son chemin pour sortir par l'anus, chemin dont elle a marqué les principales routes et son séjour en différents endroits, par la douleur et les fâcheux symptômes qui furent marqués par l'observation. »

Obs. XXX. *Revue méd. franç. et étrang.*, 1823, t. II, p. 217. — « Un enfant âgé de 7 ans, qui était tourmenté d'une affection vermineuse, avala en jouant deux pièces de monnaie en cuivre. On lu administre du lait et une émulsion d'amandes. Vingt jours après il rejette par l'anus les deux pièces de cuivre avec un paquet de glaires et 8 onces de tœnia. »

Obs. XXXVIII. Windel. *All. repert*, 1836, X, p. 17. — « Le nourrisson de la femme d'un tailleur avala un biberon long au moins de 4 pouces. Le troisième jour, on le trouva dans les garde-robes. L'enfant n'avait pas souffert et resta d'ailleurs bien portant. »

Obs. XL. Plinnenger. *All. repert*, 1836. III, p. 53. — « Un jeune garçon avala un couteau de poche de 2 pouces de long sur 4 lignes d'épaisseur, n'éprouva aucun accident ; le premier jour il eut une garde-robe, et le deuxième jour une autre garde-robe dans laquelle il rendit son couteau sans difficulté. »

Mon excellent ami, le Dr L. de Franco, a eu l'occasion d'observer le cas suivant :

Obs. XLIII. *Fille de 10 ans. Deux pièces de monnaie. Séjour 33 jours. Accidents nuls.* — « Le 28 novembre 1872, à sept heures du soir, la nommée Marie L....., âgée de 10 ans, demeurant avenue de Choisy, no 43, avalait, en jouant, deux pièces de monnaie, l'une de 50 centimes, l'autre de 1 franc.

« Appelé en toute hâte, après avoir calmé la famille, qui était certes bien plus bouleversée que l'enfant, je prescris 15 grammes d'huile de ricin. Ce léger purgatif commença à produire son effet vers neuf heures et demie, et l'enfant rend dans une selle la pièce de 50 centimes.

« Le lendemain, la famille, très-contente de ce résultat et surtout de l'excellente nuit passée par la petite malade, lui fait prendre, sans attendre ma visite, 30 grammes d'huile de ricin. L'enfant eut des évacuations abondantes, mais la pièce de 1 franc ne sortit pas.

« Je conseillai à la mère, bien plus intelligente que tout son entourage, de patienter un peu et de donner à son enfant, tous les cinq ou six jours, 15 grammes d'huile de ricin. Mon conseil fut suivi, et le 31 décembre la petite fille rendit la pièce.

« Pendant tout ce temps, cette enfant ne présenta aucun trouble dans sa santé; l'appétit était excellent. La seule précaution que je fis prendre fut de faire examiner toutes les garde-robes. »

Je dois l'observation suivante à mon ami le Dr Rochette.

Obs. XLIV. *Roulette de table de nuit de 7 centimètres. Enfant de 8 ans. Séjour, deux jours.* — « Le 10 mai 1870, le nommé Louis C..., âgé de 8 ans, demeurant boulevard de la Gare, avale, en jouant, une roulette de table de nuit.

« Cette roulette, en cuivre, était munie d'une tige en acier, et mesurait en tout 7 centimètres de long.

« On se contenta d'administrer de l'huile de ricin; le petit malade n'accusait aucune douleur ni aucune gêne.

« Deux jours après, le corps étranger sortit par l'anus, sans accident. »

Il m'a été donné pendant mon séjour à Nantes, dans le service de M. le Dr Petit, d'observer le cas suivant :

Obs. XLV. A V..., professeur d'écriture et de dessin, entré à l'hopice général de Nantes, quartier des aliénés, est atteint de lypémanie avec hallucinations, délire de persécutions et idées de suicide. Il a déjà tenté plusieurs fois de se tuer. Tout est bon à M. V...., pour se faire du mal, on ne peut le laisser un instant seul, et une surveillance très-active est nécessaire.

Après un certain temps de séjour à l'asile, un peu de mieux étant survenu, comme il faisait des dessins à la plume charmants, on lui avait accordé à titre de distraction du papier et des plumes.

Un jour il avala cinq de ces petites plumes de fer, petites mais très-acérées dont se servent les dessinateurs.

Il est probable qu'on n'aurait jamais su qu'il avait avalé ces plumes, si trois ou quatre jours plus tard, en allant à la selle, il n'avait été pris de douleurs au fondement qui le forcèrent à se plaindre. Interrogé il avoua ce qu'il avait fait. On lui donna un grand lavement et enfin après de nouvelles douleurs il expulsa ses cinq plumes. La guérison ne se fit pas attendre. Il va sans dire qu'à partir de ce jour on ne lui donna plus de plumes qu'une à une, et après lui avoir fait jurer qu'il n'en avalerait plus.

Il tint ce serment, n'avala plus de plumes, mais fit maintes autres tentatives de suicide. »

M. A. Foville, médecin en chef de la Maison des aliénés de Quatre-Mares, a publié dans la *Gazette hebdomadaire* du 1er mai 1874, page 282, deux observations très-intéressantes, et que je ne puis passer sous silence. J'espère bien que mon ancien maître à la Maison de santé de Charenton me pardonnera cet emprunt que je lui fais aujourd'hui.

Obs. XLVI. (A. Foville. — *Gazette hebd.* 1874, p. 282) — *Un jeu de domino avalé tout entier par un idiot épileptique et rendu sans aucun accident.* — X..., âgé de 20 ans, est atteint d'épilepsie et d'idiotie. Depuis son enfance, il est sujet à des attaques convulsives très-fréquentes; son développement physique laisse beaucoup à désirer, il est assez grand, mais très-mince et très-maigre quoiqu'il mange régulièrement; son intelligence est presque nulle; il ne parle pas, n'émet que quelques sons à peine articulés et ne peut exprimer aucune idée. Il a plusieurs manies instinctives, entre autres celle commune à bien des enfants, de porter à sa bouche des objets qui ne sont nullement comestibles; souvent dans le jardin de l'asile de Quatre-Mares, où il est pensionnaire depuis longtemps, on est obligé de lui ôter des cailloux qu'il met dans sa bouche et qu'il pourrait avaler.

Un dimanche du mois d'octobre dernier, X... était, vers deux heures, dans une des salles de réunion du pensionnat, assis sur un fauteuil près du poêle. Deux messieurs jouaient tranquillement aux dominos, sur une table située au milieu de la pièce. Leur partie terminée, les joueurs sortent pour faire un tour de promenade; le temps était très-beau, tous les pensionnaires du quartier étaient dans le jardin, ainsi que l'infirmier chargé de la surveillance. X... reste donc seul, mais pour peu de temps; au bout d'un quart d'heure ou de vingt minutes au plus. d'autres joueurs entrent dans la salle où il se trouve et veulent faire à leur tour une partie de dominos; ceux-ci ont complètement disparu; on n'en retrouve plus un seul. Le fait est aussitôt ébruité par un des nouveaux venus, qui prétend qu'au moment où il est entré dans la pièce, X... avait encore un domino dans la bouche et qu'il a dû avaler tous les autres. Mais cette explication paraît peu vraisemblable; en effet, celui qui la met en avant est un aliéné chronique très-espiègle, aimant beaucoup à faire des farces à ses camarades et au personnel de surveillance ; il paraît probable qu'il s'est amusé à faire disparaître les dominos d'une manière ou d'une autre, puis à accuser l'inoffensif X... de les avoir mangés.

Ce dernier est cependant examiné tout de suite, avec le plus grand soin, par l'interne de garde et par moi. Nous l'inspectons dans tous les sens, debout, couché sur le dos, couché sur le ventre. L'abdomen est très-plat, très-dépressible ; l'examen n'est empêché par aucune trace de graisse ; il semble que, par la palpation et la pression, on arrive à refouler la paroi abdominale jusqu'à la colonne vertébrale ; l'exploration faite ainsi, par plusieurs personnes différentes et avec le plus grand soin, reste absolument négative ; aucune tumeur, aucun amas appréciable n'est découvert dans la région épigastrique ; on ne sent absolument aucun corps étranger, résistant, saillant ou anguleux. J'ai recours à la succussion pratiquée avec force, l'individu debout étant tenu par moi, à bras le corps, pendant que mon oreille est appliquée, soit sur l'épigastre, soit en arrière sur differents points de la circonférence du tronc ; je n'entends aucun son, aucun indice de collision.

A la suite de cet examen minutieux et absolument négatif, examen renouvelé avec le même soin, le lendemain matin, mon impression est que X... ne peut avoir avalé le jeu de dominos ; cette impression est d'autant plus forte que, prenant tous les dominos d'un jeu absolument semblable à celui qui a disparu et les enveloppant lâchement dans une pièce d'etoffe, j'obtiens une masse d'un volume tel qu'il me paraît impossible qu'elle se dissimule aux explorations pratiquées comme elles l'ont été, dans une cavité abdominale aussi peu développée et à parois aussi dépressibles que celles de X... Je crois donc de plus en plus à une espiéglerie, et je fais faire des recherches aussi minutieuses que possible, partout où le jeu aurait pu être caché, mais sans aucun succès.

X..., cependant, est maintenu couché et surveillé avec le plus grand soin ; il ne manifeste quoi que ce soit, n'a aucune fièvre, aucune colique, aucune douleur, son état est absolument le même que tous les jours.

Il a aussi bon appétit que d'habitude. Pensant que si, malgré toutes les probabilités contraires, les dominos ont été avalés par lui, il doit y avoir avantage, pour en faciliter la migration sans accidents, à les séparer les uns des autres et à les englober isolément dans des aliments pâteux, je lui fais donner en grande quantité de la soupe et des légumes féculents, lentilles, haricots, pommes de terre.

Trois jours se passent ainsi sans apporter aucune modification à l'état de X..., ni aucun éclaircissement dans la question de diagnostic qui reste toujours en suspens. Le quatrième, pensant que si les dominos ont été avalés, ils doivent être maintenant disséminés dans le parcours du tube intestinal et entourés d'aliments, et tenant à faire cesser l'incertitude qui subsiste, j'ordonne l'administration d'un purgatif assez énergique (café au séné). Le malade est laissé au lit, et un infirmier sûr est chargé de le garder toute la journée.

Trois heures environ après l'ingestion du purgatif et sans que X... ait jusque là manifesté aucune colique, il se produit une débâcle intestinale. On examine aussitôt les draps avec grand soin ; on y trouve, mélangés à des matières fécales solides et liquides et à un certain nombre de petits cailloux, des corps que l'on reconnaît immédiatement pour les dominos du jeu perdu. On les recueille avec soin pour les laver et les compter. Ils sont au nombre de 25, d'un petit volume, et ont les bords émoussés par l'usage ; malgré le lavage, ils conservent une couleur jaune, bilieuse, uniforme, et une odeur qui, à défaut de tous autres renseignements, suffiraient pour montrer qu'ils ont fait un séjour prolongé dans le tube digestif. Le malade n'a rien manifesté pendant ni après cette évacuation.

Le lendemain, sans aucune intervention nouvelle, les trois autres dominos sont rendus de même ; le jeu est au complet.

Obs. XLVII. A. Foville 1. c. p. 283. — *Un chapelet avalé par un mélancolique ; guérison.* — Le père Z... est affecté de folie circulaire, et présente par conséquent des périodes alternatives d'agitation maniaque et de dépression mélancolique. Au début d'un de ces accès, il commençait à délirer, il perdait le sommeil, il avait des visions érotiques, et pour les éloigner il se livrait à la prière avec ferveur. Dans cette sorte d'extase, il baisait ardemment un chapelet qu'il avait à la main ; puis, sans intention arrêtée, il commença à l'attirer dans sa bouche. Le mouvement ainsi commencé fut continué d'une manière presque inconsciente, jusqu'à ce qu'une résistance douloureuse se fit sentir au niveau du larynx. Le pauvre malade, rappelé à lui-même, s'aperçut alors qu'il avait avalé tout son chapelet, sauf la croix dont les branches, trop larges pour passer sans résistance, se trouvaient arrêtées à l'arrière-gorge. Pendant quelques instants, il fut en proie aux plus cruelles angoisses, ne pouvant, malgré ses efforts, ni achever d'avaler son chapelet, ni le rejeter ; au milieu des mouvements convulsifs déterminés par sa présence, le corps étranger finit par franchir l'œsophage, et à partir de son entrée dans l'estomac il ne causa plus de douleurs. Deux jours après, le malade, dont le délire augmentait, fut conduit dans une maison de santé.

Il avait raconté aux religieux, ses compagnons, qu'il avait avalé son chapelet, mais ceux-ci ne croyaient pas la chose possible. Interrogé par mon père, il insista si sérieusement sur la réalité du fait et fit une description si vraisemblable de ce qu'il avait éprouvé, qu'une potion purgative lui fut administrée. Bientôt après, on eut la preuve que les renseignements donnés par le malade étaient parfaitement exacts, et le chapelet était rendu intact.

Dès que le corps étranger avait dépassé l'œsophage et était entré dans l'estomac, aucune souffrance, aucun désordre dans les organes digestifs ne s'étaient manifestés. Il sortit de l'intestin sans causer non plus de douleur appréciable. Le chapelet, que je conserve, n'est pas un petit chapelet de pacotille à grains très-peu gros; ce n'est pas non plus un rosaire comme les sœurs de charité en portent un à leur ceinture. Il est de dimensions intermédiaires; sa longueur totale est de 62 centimètres, les grains sont en coco ciselé; les plus gros, ceux des dizaines, ont 1 centimètre de diamètre; les autres sont plus petits; la croix, petite proportionnellement au reste du chapelet, à 4 centimètres de long sur 2 de large au niveau des bras.

QUELQUES OBSERVATIONS DU DEUXIÈME TABLEAU.

Accidents plus ou moins graves.

Et d'abord, que doit-on penser de quelques observations dans lesquelles les auteurs racontent que des individus ont avalé des serpents, des anguilles, etc., et les ont rendus vivants? Voici quelques-unes de ces observations.

Obs. CI. — (Heymann), *Arch.* 1834, *t.* 1, *p.* 676. — Un berger habitait avec ses enfants une cabane dans laquelle, chaque nuit, il voltigeait une grande quantité de chauve-souris.

Un de ses enfants s'endormit la bouche ouverte et une chauve-souris y pénétra brusquement; l'enfant par un mouvement de déglutition involontaire poussa la chauve-souris dans l'œsophage et de là dans l'estomac. — Douleurs, vomissements de sang. — Au bout de quarante-huit heures l'enfant rendit par les selles, une grosse chauve-souris. Elle était comme écrasée dans sa longueur et le poil qui la recouvrait était enlevé çà et là. L'enfant fut longtemps souffrant, mais il guérit.

Obs. CXVIII. (Mandt) — *Allg. repert.* 1839, IX, p. 99. — Un paysan russe, endormi sous un arbre, le 27 juillet 1834, sentit tout à coup quelque chose de froid lui glisser de la bouche dans l'estomac. Sensation de froid et de mouvement. Pour ne pas nourrir l'animal, le patient s'abstint presque de nourriture. Sous l'influence de purgatifs et de lavements, il rendit le 10 août une vipère (*vipera berus*) longue d'un pied. Rétablissement complet.

Obs. CXX. (Schlegel). *Allg. repert,* 1838, IX, p. 109. — Une jeune fille est prise tout à coup d'accidents singuliers. Elle se précipitait à terre, frappant autour d'elle, des pieds et des mains, s'écriant qu'il lui semblait avoir un petit chat dans le corps, etc..., purgatifs et antispasmodiques. Quelques mois après, expulsion de deux grenouilles vivantes. Guérison.

Obs. CXXII. (Tott). *Allg. repert.* 1838, XI, p. 89. — Une femme qui s'était endormie dans une forêt trouva une couleuvre enroulée autour de son cou. Plus tard elle fut prise d'accidents qui lui firent croire qu'elle avait avalé une autre couleuvre. Elle rendit en effet, au bout de deux ans, 10 jeunes couleuvres par les selles. Peu après, une autre sortit de sa bouche pendant son sommeil. Enfin, plus tard, elle rendit encore quelques morceaux de serpents par les selles.

Obs. CXXIV. (Tott). l c., p. 90. — Un paysan qui souffrait depuis longtemps dans le bas-ventre, rendit (probablement par les selles, ce que Tott ne dit pas) une anguille de 3 pieds, vivante, qu'il croit avoir avalée en buvant 6 ans auparavant.

Heureusement, à côté de ces cas bizarres, et que l'on est de suite tenté de suspecter, sinon au point de vue de la bonne foi de l'observateur, au moins au point de vue de l'exactitude; on trouve une quantité considérable d'observations très-bien prises, offrant toutes les chances d'exactitude possible, et qui prouvent que très-souvent les corps étrangers des voies digestives ne présentent pas un danger immense. En effet, j'ai réuni dans mon deuxième tableau quatre-vingts cas environ de corps étrangers qui ont été expulsés spontanément par les selles, sans avoir causé d'accidents bien graves; quelquefois il y a eu douleur et arrêt dans l'œsophage, avec menaces de suffocation; quelquefois il y a eu des troubles gastriques, des coliques, de la constipation et de la diarrhée; quelquefois enfin il y a eu douleurs et arrêt à l'anus, se terminant par l'expulsion.

Voici quelques-unes de ces observations; elles m'ont paru plus curieuses que les autres, soit à cause du volume du corps étranger, soit à cause de la plus ou moins grande facilité avec laquelle il a été expulsé.

Obs. LXIV. (Mackius), *Hévin, l. c., p.* 513. — Un enfant de 4 ans avala le couvercle d'une petite boîte en fer blanc, de la largeur d'une pièce de 24 sols. Il s'arrêta dans le gosier, et produisit des accidents graves. Il descendit dans l'estomac à l'aide d'un grand verre d'huile d'olives. Les accidents se calmèrent et il ne resta plus qu'une difficulté d'avaler qui persista quelque temps.

Le cinquième jour, le couvercle se présenta à l'anus; les bords en étaient coupants et dentelés, ce qui occasionna des douleurs vives. La mère le tira avec ses doigts. Guérison.

Obs. LXVI. (Bartholin), *Hévin, l. c., p*. 514. — Un jeune homme jouant de la flûte est heurté par un camarade. La flûte glissa dans l'œsophage et ensuite dans l'estomac. On la sentait du côté droit à travers les téguments du ventre. Elle occasionna des douleurs vives avec impossibilité de manger et de dormir; enfin elle s'enfila dans les intestins et fut rendue par l'anus. La guérison arriva aussitôt après. Cette flûte avait 4 pouces de longueur.

Obs. LXVII. (Amb. Paré.) *Hévin, l. c., p.* 516. — Un bouffon avala une pointe d'épée tranchante et longue de trois doigts. Elle occasionna des douleurs violentes; douze jours après il la rejeta par les selles.

Obs. LXVIII. (Tyzon.) *Hévin, l. c., p.* 515. — Un homme avala un couteau et le rejeta trois jours après par le fondement.

Ce même homme, un baladin, avala des cailloux, des pièces de monnaie, des clefs, des bâtons, sans en être incommodé. Une autre fois il avala deux couteaux et les rendit au bout de neuf jours par les selles. Il n'eut que quelques douleurs lancinantes suivies de quelques vomissements ichoreux et sanguinolents.

Charles II, roi d'Angleterre, mit lui-même dans la bouche de ce baladin, nommé Pichard, un rasoir et deux couteaux. Il les rendit trois jours après par le fondement. (*Diction. des sciences méd.*, t. VII, p. 27.)

Obs. LXIX. Plater. *Hévin, l. c., p.* 519. — « Un homme ivre avale une cuiller. Elle tombe dans l'estomac. Grandes douleurs et tranchées. La cuiller sortit le lendemain par l'anus avec beaucoup de peine.

Obs. LXX. Le Gendre. *Journal des savants,* 1716. — Le 27 mars 1714, un officier avale une *fourchette* de table. Elle tombe, par son propre poids, dans l'estomac. Douleurs sourdes et pesanteur pendant un mois. Il y eut alors des envies de vomir et des douleurs plus vives.

« La douleur se montra ensuite en différents endroits du ventre. Quelques filets de sang parurent dans les selles. Fièvre, amaigrissement, accidents graves. Le malade rendit la fourchette presque sans douleur le 20 juin 1715, et le retour à la santé fut presque complet. »

Obs. CXIV. Heschen. *All. repertorium.* 1835. IV. p. 50. — Un enfant ayant avalé un couteau de poche de trois pouces de long sans qu'il soit survenu aucun symptôme dangereux, ressentit seulement quelques douleurs, surtout au niveau du côlon ascendant et du côlon transverse. Expulsion le treizième jour. Guérison.

Obs. LXXXVII. *Fourchette de fer. Séjour de 20 mois. Expulsion d'une. grande partie. Guérison.* Dr Chemin Communication de Velpeau. *Journal des médecins praticiens*, 1849, art. 3840. — « M. Velpeau a communiqué, à l'Académie des sciences, un fait extrêmement curieux de la part de M. Chemin, médecin à Saintes (Seine-et-Marne). Un homme d'une trentaine d'année ayant avalé un os de veau, ce corps étranger s'arrêta dans le gosier et détermina de violentes douleurs et une suffocation imminente. Dans son trouble, ce malheureux saisit sa fourchette, qui était en fer, et se la plonge dans la gorge pour déplacer l'os qu'il parvient à soulever; mais la suffocation est telle qu'il lâche la fourchette, laquelle tombe aussitôt dans l'estomac. Cet homme, extrêmement inquiet, vint à Paris et consulta plusieurs chirurgiens, qui le tranquillisèrent en lui donnant l'assurance que ce corps étranger sortirait de lui-même. Il retourna donc chez lui et fit demander M. Chemin, qui reconnut que la fourchette était placée dans le grand cul-de-sac de l'estomac, les dents tournées du côté gauche. Le malade éprouvait des douleurs intolérables et ne pouvait prendre presque aucune nourriture. Le corps étranger resta quinze jours dans cette direction, puis se dirigea vers le pylore, où il séjourna plus de quatre mois. Vomissements noirs, souffrances excessives, digestions pénibles; il franchit le pylore et parcourt, en six semaines, l'intestin grêle, pour s'arrêter pendant treize mois dans le flanc droit. Le malade continue de souffrir, et en se palpant le ventre il sent très-bien les dents de la fourchette. Après un séjour de cinq mois dans le côté droit, la fourchette commença à se dissoudre. Coliques et selles noirâtres et briquetées; constipation, accidents du côté des organes génito-urinaires. Bientôt les souffrances deviennent moins vives et le malade satisfait largement une faim dévorante. Enfin, vingt mois après avoir avalé ce corps étranger, il rend par les selles un énorme morceau de fourchette; c'était la partie comprise entre le pavillon et les dents. Aussitôt tous les accidents se sont dissipés et la santé s'est rétablie. »

Pendant mon séjour comme interne à la Maison des aliénés de Charenton, j'eus l'accasion avec mes collègues et mes très-honorés maîtres, MM. les docteurs Calmeil et Rousselin, d'observer le cas suivant :

Obs. CXXX. — M. ***, artiste distingué (que je ne veux pas désigner plus clairement, car aujourd'hui il est parfaitement guéri, et je désire vivement qu'il ne soit reconnu par personne), entra à Charenton en 186., pour y être soigné d'une lypémanie avec hallucinations de l'ouïe, idées de persécution, et surtout idées de suicide qu'il avait déjà essayé plusieurs fois de mettre à exécution. Il y avait environ un an qu'il était à Charenton et les hallucinations étaient moins intenses; il avait repris des habitudes de sociabilité; bref, on le considérait comme en voie de guérison. M. Calmeil, pour activer la guérison, obtint du directeur de Charenton qu'on accorderait à M. *** une chambre dans laquelle il pourrait se livrer à des travaux de moulage en plâtre.

En même temps, on accordait à M. *** la faveur d'avoir de la tisane au dortoir, ce qui n'était accordé à personne, excepté, bien entendu, aux malades de l'infirmerie. Mais M. *** se plaignait, depuis huit ou quinze jours, de soif ardente, la nuit, et on ne crut pas, vu l'amélioration de son état mental, devoir lui refuser cette faveur.

M. *** n'était pas encore guéri; il dissimulait seulement, et très-adroitement, car il savait très-bien qu'il lui serait impossible, grâce à la surveillance de la maison, de mettre son projet de suicide à exécution tant qu'on aurait des soupçons sur son compte.

En effet, un jour, malgré la surveillance d'un gardien spécial attaché à sa personne, il trouva moyen d'emporter plein ses poches de plâtre. Le soir arrivé, il se coucha, fit semblant de dormir, attendit le sommeil du gardien, et *gâcha serré*, au moyen de sa tisane, deux pleins bols (de ces grands bols qui servent à prendre le café au lait) de plâtre. Avec beaucoup de difficultés il avala les deux bols, espérant, nous a-t-il dit le lendemain, que le plâtre se prendrait en masse dans son estomac.

Il eut le courage, malgré des douleurs très-vives, de ne pas réveiller l'infirmier, mais il ne put se lever le matin avec les autres malades, et il fut bien forcé d'avouer ce qu'il avait fait.

Il éprouvait une sensation de sécheresse de la bouche, du pharynx, avec difficultés pour avaler; la salivation était complètement supprimée; il y avait sensation de chaleur brûlante très-douloureuse et de sécheresse à l'estomac; soif très-vive.

On ne fit pas d'autre traitement que de donner de l'huile de ricin, de la limonade comme tisane pour calmer la soif. Malgré l'huile de ricin et plusieurs lavements émollients, la constipation persista pendant près de deux jours. Enfin le malade rendit, le deuxième jour au soir, des petits grumeaux de plâtre, arrondis, plus ou moins gros, depuis la grosseur d'une tête d'épingle jusqu'à la grosseur d'une aveline. Peu à peu la soif diminua ainsi que la sensation de sécheresse de la bouche, et le cinquième jour M. *** était complètement guéri.

Nos maîtres ont supposé, avec raison je crois, que le plâtre n'avait pas pu se prendre en masse dans l'estomac, comme le malade en avait l'espoir, à cause des mouvements péristaltiques de cet organe. »

Enfin, voici une observation très-curieuse que M. le Dr Moissenet, médecin de l'Hôtel-Dieu, a bien voulu me communiquer.

Obs. CXXXIII. Moissenet, *soldat,* 28 *ans.* 17 *couteaux, morceaux de verre, épingles. Séjour des corps étrangers,* 8 *mois. Expulsion d'un des couteaux.* — « Il y a environ vingt ans, j'étais alors à l'hôpital de Lariboisière. Il vint un matin, à ma consultation, un homme de 28 ans, vigoureux, très-coloré, ayant toutes les apparences extérieures d'une bonne santé habituelle, se plaignant de douleurs dans e ventre, dont il dit connaître la cause.

En effet, il raconte qu'il y a six mois, étant militaire en Afrique, il assista à une séance de jonglerie dans laquelle le saltimbanque devait avaler des sabres, des couteaux et autres corps étrangers. Convenablement placé pour bien voir il se convainquit que le jongleur n'avalait rien. Il ne put s'empêcher de dévoiler la fraude au public et déclara qu'il se faisait fort d'avaler le lendemain tout ce qu'on voudrait lui apporter. En même temps il sortait un couteau de sa poche, et le montrant au public il dit : « Vous pourrez en « apporter comme cela tant que vous voudrez. » En effet, le lendemain, il avala des morceaux de verre concassé enveloppés dans du papier, des épingles et dix-sept couteaux. Il ne s'est arrêté, dit-il, que parce qu'il avait *l'estomac plein.*

Les dix-sept couteaux avalés étaient de ces couteaux de trois sous, avec lame pointue et manche de bois blanc plus ou moins colorié, et vulgairement appelés *eustaches.* Il avalait ces *eustaches* fermés.

Depuis ce jour, il dit avoir déjà rendu plusieurs couteaux par les selles, mais il pense en avoir encore.

Je le fais entrer dans mon service et le lendemain je procède à son examen. Son ventre est gros, ballonné, douloureux à la pression ; il y a, dans la fosse iliaque droite, au niveau du cæcum, une tumeur grosse, oblongue, mobile, et assez résistante, qui me fait supposer que j'ai bien en effet sous les doigts un couteau.

Je recommande d'observer très-attentivement ce malade, pour savoir s'il ne rendra pas par les selles un des corps étrangers qu'il dit avoir avalé, et pour cela je fais mettre de côté toutes ses garderobes.

Je remarque, dès les premiers jours, que ses selles sont très-colorées et presque noires ; elles sont formées d'une espèce de limon ferrugineux, ce qui fait supposer qu'en effet il y a une grande quantité de fer dans l'estomac de ce malade.

Un jour on voit sortir des épingles.

Quelque temps après, la tumeur dure de la fosse iliaque droite semble se déplacer, et on peut suivre pour ainsi dire pas à pas le couteau qui parcourt les trois portions du côlon.

Enfin, environ deux mois après son entrée à l'hôpital, c'est-à-dire huit mois après l'ingestion de ses couteaux (un purgatif lui ayant été donné le matin de très-bonne heure), je pus assister à l'expulsion par l'anus d'un corps assez volumineux.

C'était un couteau (*eustache*) fermé. Le bois en était ramolli et formait une pulpe que l'on pouvait écraser facilement entre les doigts, mais il avait conservé sa forme primitive et protégeait encore le tranchant du couteau. Le dos de la lame était encore presque ntact, quoique couvert de rouille, mais la partie tranchante ou lame proprement dite, était corrodée, rongée par la rouille et dentelée à la manière d'une scie. Grâce à la protection du manche en bois, cette partie dentelée de la lame n'avait pas touché directement les parois des voies digestives, ce qui aurait pu déterminer des accidents.

J'avais l'intention de conserver quelque temps ce malade afin de voir s'il rendrait encore des couteaux, mais je fus forcé de le renvoyer à cause de ses allures étranges et indisciplinées. Il y avait évidemment chez cet individu des conditions mentales spéciales pouvant expliquer la bizarrerie de son tour de force.

Pendant le temps qu'il resta dans mon service, après l'expulsion du couteau, il ne rendit plus de corps étrangers par l'anus, et cependant tout porte à croire qu'il en existait d'autres, mais ils n'étaient pas accessibles à la palpation. En effet, il continua à avoir des selles noires, ferrugineuses ; ses fonctions digestives s'accomplissaient d'ailleurs très-bien, et même d'une façon exagérée. Il avait un appétit extraordinaire, comparable à celui des individus qui ont été soumis pendant quelque temps à un régime ferrugineux poussé un peu loin.

Ce qu'il y a de curieux, au point de vue de l'état général de ce malade, c'est que quelque temps avant l'injection de ses couteaux, il avait obtenu un congé de convalescence, sur un certificat du major de son régiment, certificat constatant un état anémique profond. Or, lorsque je le vis, il était au contraire, comme je l'ai constaté plus haut, dans de très-bonnes conditions de santé générale, plutôt pléthorique, hyperémié, rouge de figure; et tout le temps qu'il est resté à l'hopital il a joui d'un grand appétit.

Le couteau est resté quelque temps à l'hopital de Lariboisière, mais il a été emporté par M. Fouquet, interne de mon service.

Je n'ai plus entendu parler de cet individu, et ne sais par conséquent s'il a rendu ses autres couteaux.

OBSERVATIONS DU TROISIÈME TABLEAU.

Accidents mortels.

On le voit, d'après mon troisième tableau, les cas de mort causés par les corps étrangers des voies digestives ne sont pas très-nombreux, puisque sur une statistique de 163 observations, je ne trouve que 10 cas mortels, auxquels il faut ajouter, il est vrai, deux décès après opération (obs. 150 *bis* et 155); ce qui fait 12 en tout, soit 7,5 pour 100. Il faut bien reconnaître de plus que souvent la mort a été produite par l'ingestion de corps excessivement volumineux, tels que 120 noyaux de cerise et 92 balles de plomb (obs. 140), 15,000 épingles, etc. Il est vrai que j'ai laissé de côté les cas de mort survenus par perforation de l'appendice cæcal, ce qui doit ajouter à la proportion.

Obs. CXXXIV. Babbington et Currie. *Annal. de litt. med. étrang.*, t. II, cah. lxi. An. 1810. Pag. 501. — — Ce cas, qui a eu lieu ré-cemment à l'hopital de Guy, à Londres, est un exemple étonnant de la force de l'estomac pour résister aux irritations des corps étrangers, et nous pouvons en garantir l'authencité.

John Cumming, matelot américain, étant dans un port de France en 1799, alla avec plusieurs de ses camarades voir des bateleurs, qui, entre autres tours, faisaient semblant d'avaler des couteaux. Peu après, dans un moment d'ivresse, il dit qu'il en ferait bien autant que les bateleurs. et avala réellement quatre couteaux fermants, et tels que ceux dont les marins font ordinairement usage; ces quatre couteaux sortirent quelques jours après par en bas, sans beaucoup d'inconvénients. Six ans après, se trouvant à Boston, on l'engagea à recommencer ce tour de force, et il avala *quatorze couteaux* de différentes grandeurs ; cependant ceux-ci le rendirent très-malade, mais il fut guéri à l'hôpital de Carleston, près de Boston. où l'on conserve ces couteaux. Ayant été pris sur un bâtiment américain par la frégate anglaise l'*Isis*, à la fin de 1805, il entra au service britannique et s'étant vanté de ses exploits précédents, il se laissa malheureusement persuader de satisfaire la curiosité de l'équipage, et avala *dix-sept couteaux* en deux jours consécutifs. Il fut aussitôt attaqué de douleurs excessives, de nausées et d'autres symptômes alarmants, qui exigèrent les secours du chirurgien, aux soins duquel il resta confié dix-huit mois, et alors il fut réformé comme incapable de servir. Il entra deux fois à l'hôpital de Guy en 1807, et y fut traité par le docteur *Babbington*, qui eut bien de la peine à ajouter foi à son récit, quoi qu'il produisît une lettre de son chirurgien à Portsmouth, et que ses excréments fussent noirs, comme quand on a pris des substances ferrugineuses. Il fut ensuite reçu par le docteur *Currie* en 1808, et resta confié à ses soins pendant les sept derniers mois de sa vie. Tout ce temps se passa en douleurs et en émaciation jusqu'a fin de mars 1809 qu'il mourut.

A l'ouverture du cadavre, on trouva tout le canal teint en noir, comme si on y avait versé de l'encre; dans l'estomac on trouva *quatorze* lames de couteaux et un nombre de ressorts, tous très-corrodés et la plupart presque dissous; mais sur une lame on distinguait encore le nom du coutelier. Un bouton de cuivre et une partie de la garniture d'argent d'un couteau n'étaient presque pas atteints; mais les garnitures de fer et les manches de corne des autres couteaux étaient ou dissous ou passés plus bas. Cet homme était réduit à une excessive maigreur ; mais la cause immédiate de sa mort fut le ressort d'un grand couteau qui avait percé les intestins et passé presque en entier dans la cavité abdominale. Deux autres ressorts étaient descendus encore plus bas, et s'étaient fixés en travers dans le bassin, de sorte qu'on pouvait les sentir en introduisant le doigt dans le rectum. Quoique les lames et les ressorts trouvés dans l'estomac, fussent extrêmement rugueux et pointus où tranchants, cependant l'estomac n'était blessé nulle part, et ce qui est encore plus surprenant, il supportait une forte compression sur cette partie sans témoigner de douleur, et parfois il mangeait avec appétit.

On doit ajouter que plusieurs de ces couteaux avaient, étant fermés, quatre pouces de longueur et un pouce trois lignes de largeur à la partie la plus large du manche et de la lame.

Voici une observation très-curieuse qui prouve combien la circulation des corps étrangers dans les voies digestives peut se faire d'une façon facile, puisqu'un individu a pu rendre par l'anus une pipe de terre de deux sous, parfaitement intacte, et avec son tuyau entier.

Obs. CXXXIV. Gosselin. *Communication à la Société de chirurgie, séance du* 17 octobre 1851. *Union médicale*, 1851, p. 493. — M. Gosselin fait une communication des plus intéresantes et qui se rattache à un point de chirurgie encore peu étudié. Voici le fait.

« Un homme d'une assez bonne constitution, âgé de 30 ans environ, avait contracté l'habitude, pour gagner quelques pièces de monnaies, d'avaler des corps étrangers de divers volumes.

« Il y a environ deux mois, il paria pouvoir impunément avaler une pipe de terre. Cette pipe, d'un volume ordinaire, offrait une longueur de 10 centimètres, avait été fumée quatre fois et ne contenait pas de tabac. Le malade gagna son pari, le corps étranger fut facilement avalé, mais une fois dans l'estomac, il détermina presque immédiatement de vives douleurs, puis des vomissements et de la diarrhée.

« Le malade vint chercher du soulagement à l'hopital de Saint-Germain, mais après quinze jours de séjour, les accidents persistaient aussi graves, aussi fréquents. On conseilla à cet homme de se rendre à Paris, et il vint en effet à l'Hôtel-Dieu, dans les salles de M. Roux. M. Gosselin, chargé par intérim du service, tenta vainement de mettre un terme aux vomissements et à la diarrhée. L'affaiblissement devenait extrême, et le malade avait toutes les apparences d'un phthisique parvenu au dernier terme de son affection. La langue était rouge, sèche, les vomissements se répétaient cinq ou six fois par jour.

« M. Gosselin était fort embarassé en présence d'un cas aussi grave. On trouve bien dans le livre d'Hévin des observations de corps étrangers enlevés de l'estomac par la gastrotomie. Mais quant à ceux logés dans les intestins, il n'existe dans les classiques que quelque préceptes, mais pas de faits.

« Enfin, voulant s'efforcer de reconnaître s'il serait possible d'apprécier le lieu dans lequel séjournait le corps étranger, M. Gosselin eut recours à la plessimétrie, et après des recherches suivies, il finit par trouver dans la fosse iliaque droite une matité marquée existant sur l'étendue d'environ six à sept centimères. Il n'y avait pas de gargouillement sur ce point ni de tuméfaction; la pipe était donc là suivant toute probabilité.

« Cette recherche avait été faite un soir. Le lendemain, M. Gosselin voulut reconnaître s'il trouverait les mêmes signes dans le même point, mais la matité avait disparu.

« Dans la journée, le malade rendit par l'anus la pipe parfaitement intacte, le tuyau n'avait pas été brisé.

« Mais l'organisme avait été profondément altéré, cinq jours après le malade succombait.

« *A l'autopsie,* on ne trouva aucune trace de rougeur dans l'estomac ni dans l'intestin grêle ; dans le gros intestin existaient de nombreuses ulcérations, les unes récentes, les autres cicatrisées ou en voie de cicatrisation.

« Sur la face convexe du foie existaient de fausses membranes qu'on retrouvait aussi contre le diaphragme ; et du même côté, dans la poitrine, il y avait pleurésie et pneumonie. »

Voici maintenant une observation de M. Ed. Caron, qui a donné lieu à un rapport de M. Baudet à la Société anatomique. Comme cette observation est très-longue, je vais l'analyser scrupuleusement.

Obs. CXL. (Ed. Caron, *Bulletin de la Société anatomique.* 1855, p. 412). — Le 5 mars 1855, est entrée à l'hôpital de la Pitié, salle Sainte-Marthe, n° 25, service de M. Marrotte, une femme nommée Michaud (Françoise), âgée de 30 ans, couturière.

De constitution faible, elle raconte que, depuis l'âge de 17 ans, elle a toujours souffert. A cette époque, elle mangea une livre et demie à deux livres de cerises, dont elle avala une partie des queues et tous les noyaux. La nuit suivante, indigestion et vomissement d'une partie des cerises et des noyaux, vomissement favorisé par l'émétique. Le lendemain, elle reprend son genre de vie habituel.

Un mois et demi après, sans cause connue, coliques, vomissements, qui, pendant dix-huit mois, se répètent presque régulièrement toutes les quatre à six semaines; vomissements composés de matières ingérées et de bile, mais jamais de noyaux. Après ces dix-huit mois, maladie de cinq mois, pendant laquelle elle a éprouvé, comme symptômes prédominants, des vomissements de matières alimentaires et bilieuses et des coliques vives; antispasmodiques, opiacés, et finalement traitée pour une colique néphrétique.

Depuis lors, jusqu'à présent, tous les trois ou quatre mois, apparition de douleurs, coliques; vomissements durant un ou deux jours; le ventre se gonfle, présente des bosselures et gargouille. Elle rendait par la bouche et par l'anus des gaz nombreux et s'endormait. Peu de temps après le réveil, elle avait une selle copieuse et tout rentrait dans l'ordre.

Elle tousse depuis trois ans et demi, n'a pas craché le sang, n'a pas maigri.

Elle souffre beaucoup depuis quatre mois, a constamment la diarrhée et, depuis huit jours, elle a des coliques et des vomissements continuels.

État au 5 mars, lors de son entrée : décubitus dorsal, face pâle, tirée, indiquant la souffrance, peau fraîche; 104 pulsations. Appétit perdu. Langue humide, sans enduit, soif vive.

Dans l'état de calme, la pression du ventre n'est pas douloureuse; elle devient très-pénible pendant les coliques qui se succèdent fréquemment et dessinent, à travers les parois abdominales, des saillies et des enfoncements qui correspondent aux circonvolutions intestinales, dont le volume est doublé.

Intelligence complète; pas de céphalalgie. La sonorité du thorax normale. Respiration rude en arrière à gauche; au sommet droit, respiration soufflante et quelques craquements humides.

Eau de Seltz glacée, 10 grammes; scammonée et bouillon. Jusqu'au 10, la malade continue à vomir ; l'état de tension du ventre ne s'est pas modifié et a plutôt augmenté. Bien que les purgatifs aient été donnés sous toutes les formes, il n'y a pas de garde-robe.

Le 10, pour la première fois, on constate la présence de matières fécales dans les vomissements. Il n'y a pas eu de selle.

Le 11. Vomissements stercoraux; ventre très-douloureux. Lavement 30 gr. huile de ricin et 2 gouttes huile de croton, sans résultat.

Le 12. Vomissements stercoraux; la malade rend neuf noyaux de cerises et un corps qui paraît être une queue de cerise. Les noyaux sont parfaitement conservés, à surface lisse, de couleur noirâtre, à amande ratatinée. Les coliques continuent, très-fréquentes;

sommeil impossible ; pouls à 96; face fatiguée, mais non grippée; peau fraîche; ventre distendu, très-sonore à la percussion.

Au moment où les coliques surviennent, la face se grippe, le ventre se durcit et dessine de nombreuses bosselures, sur lesquelles on voit des mouvements vermiculaires. Glace, eau de Seltz, huile de ricin, 30 gr.; huile de croton, 2 gouttes.

Le 13. Même état; vomissements stercoraux contenant trois noyaux, légère selle; malgré cela, le ventre est encore plus distendu. Glace, julep avec teinture de noix vomique, 30 gouttes; lavement purgatif.

Le 14. Ni selles ni vomissement; nausées et coliques. Pouls à 100.

Le 15. Pas de selles; vomissements stercoraux contenant deux noyaux de cerises et trois pepins de fruits.

Le 16 et le 17. Un peu mieux; ni selle ni vomissement. On continue la teinture de noix vomique à la dose de 60 gouttes.

Le 18. Coliques vives, ventre volumineux, expression de la face moins bonne. Pouls à 104.

Le 19. Nez pincé, yeux excavés, sommeil nul, peau fraîche. Pouls petit, à 108. Le soir, ventre très-dur, vomissements stercoraux. Pouls presque imperceptible, 116 à 120.

Le 22. Douleurs un peu moins vives; vomissements stercoraux; pas de selle.

Le 23 et le 24. La malade a eu deux selles moulées du volume du doigt et longues de 3 à 4 centimètres, à la suite desquelles l'état du ventre ne s'est pas modifié. Coliques persistant jusqu'à la mort, ainsi que les vomissements stercoraux et les mouvements péristaltiques de l'intestin.

Le 25 au matin, l'agonie commence; la malade meurt à onze heures, après avoir présenté quelques mouvements convulsifs de la face et conservé jusqu'à la fin l'intégrité de son intelligence.

Autopsie, Faite vingt-quatre heures après la mort. — Pas de raideur cadavérique, pas de putréfaction, pas d'altération des traits de la face.

La tête et le rachis n'ont pas été ouverts. Rien de particulier aux plèvres; les poumons n'ont pas de signes de phthisie. Rien de particulier dans le foie, la rate et le pancréas.

Quand on ouvre l'abdomen, les intestins se précipitent au dehors. Le péritoine contient environ un demi-litre de sérosité trouble, fétide. La séreuse est tapissée de fausses membranes molles, jaunâtres.

Le mésentère est épaissi, recouvert de ces fausses membranes.

Le tube digestif, vide au-dessous de la valvule iléo-cæcale, contient au-dessus environ deux ou trois litres d'une bouillie homogène, fétide, gris jaunâtre, et dans laquelle on trouve *trois noyaux de prunes*, *six noyaux de cerises*, *quatre pepins de fruits* et plusieurs corps solides noirâtres dont on ignore la nature et l'origine.

Injection de la muqueuse de l'intestin grêle, muqueuse épaissie; ulcérations dans la moitié inférieure, siégeant tantôt sur les plaques de Peyer, tantôt sur les valvules conniventes. Ces ulcérations ont détruit toute la muqueuse, dans la dernière portion de l'intestin grêle, et on voit les fibres musculaires non altérées.

Au niveau de la valvule iléo-cæcale, la muqueuse est tellement criblée d'ulcérations, que la valvule a presque disparu.

Je ne crois pas pouvoir faire autrement que de rapporter, malgré son excessive longueur, l'observation de M. Fournier, médecin de la marine de Brest. C'est bien certainement le cas le plus extraordinaire de distension de l'estomac par des corps étrangers que l'on puisse voir, puisque l'estomac avait été repoussé jusque dans l'excavation du bassin, où il avait pris adhérence. L'autopsie a d'ailleurs été faite avec un soin si extrême et avec des détails si circonstanciés, qu'il me semble impossible d'en rien supprimer.

Obs. CXLII. (Fournier). *Journal de médecine, chirurgie et pharmacie*, juillet 1774, tome XLII, p. 504. — « Un forçat de la chiourme de Brest, nommé André Basile, nº 8606, natif de Nantes, âgé de 38 ans, taille de 5 pieds 3 pouces, condamné, par jugement présidial, le 8 juin 1773, pour vie errante et vagabonde et vol, et conduit en cette ville avec la chaîne au mois de juin de cette année, entra à l'hôpital de la marine le 5 septembre dernier. M. de Courcelles, premier médecin de ce port, qui était alors de quartier, ayant interrogé ce malade, qui se plaignait de toux, de maux d'estomac et de coliques, après lui avoir administré quelques remèdes généraux qui parurent même le soulager, le fit passer à l'usage des amers, qu'il continua jusqu'au 1er octobre, où je pris le service. Dès le lendemain de mon entrée à l'hôpital, ce misérable se plaignit de vomissements qui le fatiguaient beaucoup et de douleur dans l'estomac; n'ayant rien tiré de lui qui pût me faire conjecturer la cause de sa maladie, et ne sentant rien en lui touchant le bas-ventre, je crus pouvoir attribuer ce qu'il éprouvait à un estomac délabré, accident qui est assez ordinaire parmi ces malheureux; et, en conséquence, je lui prescrivis de bons aliments, et en petite quantité; quelques antiscorbutiques et quelques légers stomachiques. Le vomissement continuait toujours, sans cause apparente; je crus que ce pouvait être quelque irritation particulière dans l'estomac, et j'employai les antispasmodiques et les adoucissants, dont le malade crut se trouver mieux pendant vingt-quatre heures. Le 6, il se plaignit, outre son vomissement, de coliques et de ne pouvoir point aller à la selle; il prit quelques lavements, qui ne firent aucun effet. Il mourut le 10, à deux heures de l'après-dînée, sans avoir éprouvé aucun symptôme effrayant, ayant le pouls presque naturel, point de convulsions, rien enfin qui pût dénoter les causes extraordinaires de la maladie et de sa mort. Soupçonnant cependant quelques dérangements intérieurs, et voulant satisfaire ma curiosité et celle des jeunes gens qui me suivaient à la visite, je fis porter le cadavre à l'amphithéâtre.

Le lendemain matin, après avoir ouvert la poitrine, où nous trouvâmes un épanchement d'eau du côté gauche et un commencement de suppuration dans le poumon de ce même côté, nous passâmes à l'ouverture du bas-ventre. Aussitôt que les téguments et les muscles furent enlevés, j'aperçus l'estomac entièrement déplacé et occupant l'hypochondre gauche, la région lombaire et iliaque du même côté, et se prolongeant jusque dans le petit bassin auprès du trou ovalaire. L'on sentait dans ce viscère plusieurs corps durs, mais que l'on ne pouvait distinguer; ce phénomène me surprit, et, ne voulant pas en priver mes confrères, je résolus de ne pas aller plus loin; je les fis avertir de se trouver dans l'amphithéâtre à trois heures de l'après-midi. Je ne voulus non plus rien déplacer qu'ils ne fussent présents; mais, comme la poitrine était déjà ouverte, je fus curieux de suivre le canal de l'œsophage dans toute sa longueur; pour y parvenir, je fis renverser le cœur et le poumon du côté opposé, mais ce renversement, qui ne fut pas fait avec beaucoup de précaution, occasionna une rupture dans la partie moyenne de l'œsophage, qui me laissa voir à découvert un morceau de bois de couleur noire qui commençait à la naissance de ce canal et se prolongeant jusque dans l'estomac. Quelque singulière que me parût cette nouveauté, et quelque curiosité qu'elle excitât en moi, je remis à la satisfaire pleinement l'après-midi, et je fis remettre le cadavre sous clef. A trois heures, nous nous rassemblâmes au nombre d'environ cinquante personnes, tant médecins que chirurgiens ordinaires de la marine, élèves chirurgiens, officiers et différents particuliers que la curiosité avait attirés. Nous commençâmes par examiner la position de l'estomac; il était placé longitudinalement, au lieu d'être transversal, et occupait tout l'hypochondre gauche, la région lombaire et iliaque, et se prolongeait jusque dans le petit bassin sur le bord du trou ovalaire, où il avait contracté une adhérence très-forte; de là la petite courbure se portait jusqu'à peu près au nombril, où commençait le pylore, qui s'était allongé et rétréci pour aller s'insérer dans le duodénum. Tous les intestins, excepté une partie du côlon, qui était derrière l'estomac, avaient été rapprochés du côté droit par le dérangement de ce viscère. Les grêles ne paraissaient avoir souffert aucune altération sensible; les gros paraissaient un peu plus rétrécis qu'ils ne sont ordinairement. Les conduits hépatiques et cystiques étaient dans leur état naturel. La longueur de l'estomac, depuis le commencement de sa grande courbure jusqu'au trou ovalaire, était de 10 pouces de long, et la longueur de la petite courbure, qui remontait dans la région épigastrique, jointe à celle du pylore jusqu'à son insertion au duodénum, était de 7 pouces et demi.

La forme de l'estomac était un carré long; on y distinguait aisément quatre faces, chacune de quatre pouces de largeur. L'ayant ouvert, nous y trouvâmes toutes les pièces détaillées ci-après dans le rapport, et tellement arrangées, que l'on aurait dit qu'une main adroite les eût placées chacune de façon qu'elles eussent occupé le moins de place possible.

L'œsophage, l'estomac, et généralement tous les intestins, étaient enduits intérieurement d'une couleur noirâtre, depuis l'endroit où commençait le long morceau de cercle, c'est-à-dire depuis la première vraie côte; et tous ces corps étrangers avaient pris la même teinture et avaient une odeur extrêmement fétide, qu'ils ont conservée, quoiqu'ils aient été lavés plusieurs fois.

Inventaire de ce qui a été trouvé dans l'estomac du nommé André Basile, forçat.

1° Une portion de cercle de barrique, de 19 pouces de long, sur 1 pouce de large;

2. Un morceau de bois de genêt, de 6 pouces de long et 1/2 pouce de diamètre.

3. Un morceau idem, de 8 pouces de long, même diamètre.

4. Un morceau idem, de 6 pouces de long, même diamètre.

5. Un morceau idem, de 4 pouces de long, même diamètre.

6. Un morceau idem, de 4 pouces de long, coupé dans sa longueur, à peu près par le milieu.

7. Un morceau de chêne, de 4 pouces 1/2 de long, 1 pouce 1/2 de large, et 1/2 pouce d'épaisseur.

8. Un morceau idem, de 4 pouces de long, 1 pouce de large, sur 8 lignes d'épaisseur.

9. Un morceau idem, de 4 pouces de long, 1 pouce de large, sur 1/2 pouce d'épaisseur.

10. Un morceau idem, de 4 pouces de long, 1/2 pouce de largeur, sur 4 lignes d'épaisseur.

11. Un morceau idem, de 2 pouces de long, 1 pouce de large, sur 1/2 pouce d'épaisseur.

12. Un morceau idem, de 4 pouces 1/2 de long, 4 lignes de large, snr chacune de ses quatre faces.

13. Un morceau idem, de 4 pouces de long, et 4 lignes de diamètre.

14. Un morceau idem, de 5 pouces de long, 1/2 pouce de large et 2 lignes d'épaisseur.

15. Un morceeau idem, de 5 pouces de long, 4 lignes de large et 2 lignes d'épaisseur.

16. Un morceau idem, de forme irrégulière, 3 pouces de long et 3 lignes d'épaisseur.

17. Une portion de cercle de barrique, de 5 pouces de long, sur 1 pouce de large et 2 lignes d'épaisseur.

18. Un morceau de sapin, de 4 pouces de long, sur 1 pouce de large et 5 lignes d'épaisseur.

19. Un morceau idem, de 4 pouces de long, sur 4 lignes de diamètre.

20. Un morceau idem, de 2 pouces 1/2 de long, sur 1 pouce de large.

21. Un morceau idem, de 3 pouces de long, sur 1/2 pouce de large, de forme irrégulière.

22. Un morceau idem, de 2 pouces 1|2 de long, sur 4 lignes d'épaisseur.

23. Portion d'écorce de cercle, de 3 pouces 1/2 de long, sur 1 pouce de large, faisant partie du grand morceau de 14 pouces, détaché de la partie supérieure qui était dans l'œsophage et qui est tombé dans l'estomac.

24. Un bouchon de bois, de 1 pouce de long, sur 1 pouce de diamètre.

25. Une cuillère de bois, rognée sur les bords inférieurs, de 5 pouces 1/2 de long, sur 1 pouce 1/2 de large.

26. Un tuyau d'entonnoir de fer blanc, de 3 pouces 1/2 de long, 1 pouce de diamètre supérieurement, et 1/2 pouce inférieurement.

27. Une autre portion d'entonnoir de même matière, de 2 pouces 1/2 de long et 1/2 pouce de diamètre.

28. Le manche d'une cuillère d'étain, de 4 pouces 1/2 de long.

29. Un autre cuilleron d'étain, de 3 pouces de long.

30. Un autre idem, de 2 pouces 1/2 de long.

31. Un briquet de fer, de 2 pouces 1/2 de long, large de 1/2 pouce sur une de ses faces, de 4 lignes d'épaisseur, pesant 1 once 4 gros.

32. Un fourneau de pipe écorné, avec un morceau de tuyau, le tout de 3 pouces de long.

33. Un clou de demi-lisse épointé, avec sa tête, 2 pouces de long.

34. Un clou de 1 pouce 1/2 de long.

35. Une portion de cuillère d'étain aplatie, 1 pouce de long.

36. Trois portions de boucle d'étain de figure irrégulière.

37. Cinq noyaux de prune.

38. Un petit morceau de corne.

39. Deux morceaux de verre blanc, dont le plus grand a 1 pouce 1/2 de long, de forme irrégulière.

40. Deux morceaux de cuir, dont le plus grand a 3 pouces de long.

41. Un couteau avec sa lame, à manche de bois recourbé, de 3 pouces 1/2 de long et de 1 pouce dans sa plus grande largeur.

Le tout ensemble formant 52 pièces, et pesant au total 1 livre 10 onces et 4 gros.

Nous ne pouvons, ajoute le Dr Fournier, que regretter le silence obstiné que ce malheureux a gardé avec nous sur le genre de sa maladie. S'il m'avait été possible de la soupçonner, j'aurais pu lui faire bien des questions qui eussent peut-être servi à donner quelques lumières sur un phénomène aussi extraordinaire. J'ai fait après sa mort toutes les perquisitions et les informations imaginables sur le caractère, le tempérament et la manière de vivre de cet homme. Voici à quoi elles se réduisent : Naturellement hypochondriaque et même un peu fou, il avait été pendant treize ans soldat dans la marine, d'où il avait été renvoyé comme ayant la tête un peu dérangée. Il passait dès lors pour avoir grand appétit et manger beaucoup. Condamné aux galères, un de ses compatriotes qui subit la même peine, et qui ne l'a point quitté dans les prisons, m'a assuré que souvent il lui avait vu gratter le mortier et la chaux qui recouvraient les murs de sa prison, et en mettre une grande quantité dans sa soupe, disant que cela le soutenait et lui fortifiait le cœur; il a ajouté que quelquefois il avait un appétit dévorant qui s'annonçait par une salivation abondante, et qu'alors il mangeait ce qui eût suffi pour rassasier quatre hommes, mais que lorsqu'il n'avait pas de quoi se satisfaire, ce qui lui arrivait souvent, parce que aimant passionnément le tabac, il vendait ses rations pour s'en procurer, il avalait alors de petites pierres, des boutons de guêtres et de veste, du cuir et d'autres petits corps. Ayant aussi interrogé ceux qui étaient sur le même banc que lui au bagne, ils ont déclaré que, deux jours avant son entrée à l'hôpital, ils lui avaient vu avaler deux morceaux de bois de 4 à 5 pouces de longueur. Mais, quelques recherches que j'aie faites, je n'ai pu savoir depuis quand il avait englouti cet énorme morceau de cercle de 19 pouces.

Depuis son entré à l'hôpital, ses remèdes et ses boissons passaient assez ordinairement; mais il prenait très-peu d'aliments solides, ce qui n'est pas étonnant, puisque, outre que les corps étrangers qui étaient dans l'œsophage et l'estomac les empêchaient de traverser ce viscère, quand même ils auraient pu y séjourner, restait encore la difficulté de remonter contre leur propre poids depuis le trou ovalaire jusqu'au pylore.

Il paraît cependant, de la réunion de tous ces faits, des accidents qu'il a éprouvés, et de toutes les informations que l'on a faites :

Premièrement. Que l'on n'a pu lui mettre ces corps après la mort, comme quelques personnes l'ont soupçonné, ce qui paraîtra évident, 1° si l'on considère le dérangement prodigieux de l'estomac, qui n'a pu être que successif et vraisemblablement occasionné par le poids de toutes ces pièces; 2° si l'on fait attention à l'adhérence très-forte qu'il avait contractée sur le bord du trou ovalaire, et où il y avait gangrène occasionnée par la pression et le frottement du grand morceau de cercle; 3° si l'on observe la couleur noire de toutes ces pièces qui étaient comme macérées, qui avaient une odeur extrêmement fétide, et qui avaient teint de la même couleur tous les intestins; 4° si l'on remarque les accidents qu'il a eus, tels que les vomissements, dont il ne s'est plaint que dans les derniers jours, mais que ses voisins ont assuré qu'il avait depuis longtemps; enfin son propre témoignage, car une des sœurs s'est ressouvenue qu'il lui avait dit, *qu'il avait mille diable de choses dans e corps, qui le tueraient*; à quoi elle n'avait pas fait grande attention, le regardant comme un fou.

Secondement. Il est vraisemblable et même avéré qu'il avait l'esprit aliéné, qu'il avait par intervalle une faim dévorante, et que n'ayant pas de quoi la satisfaire, il avalait tout ce qu'il trouvait pour se rassasier.

Troisièmement. Il paraît qu'il avait contracté cette habitude peu à peu, et qu'il s'était d'abord accoutumé à avaler de petits corps qui avaient passé par les voies ordinaires, et qu'il s'était malheureusement persuadé que ces derniers en feraient de même, considérant apparemment le canal intestinal comme un tuyau droit, où ce qui entrait par le haut devait nécessairement sortir par le bas sans aucun empêchement.....

Si l'on eût soupçonné ou su positivement la cause réelle et véritable de sa maladie, ou, si au lieu de la gangrène, le long morceau de bois eût occasionné, comme cela devait plus naturellement arriver, une tumeur et un dépôt extérieur dans le même endroit, aurait-on pu parvenir à faire l'extraction complète de tous ces corps étrangers, et rendre la santé au malade? Difficulté que je laisse aux maîtres de l'art à décider. Nous nous contenterons seulement d'observer que les plaies de l'estomac ne sont pas à beaucoup près aussi dangereuses que l'on l'a cru cru jusqu'à présent. — *Suivent les signatures des médecins qui ont assisté à l'autopsie, attestent avoir vu toutes les pièces, et que d'après ce qu'ils ont constaté, on ne peut soupçonner que cette multitude de corps étrangers aient été introduits dans l'estomac après la mort.*

Enfin voici en peu de mots une très-longue observation tirée de la thèse inaugurale du Dr Pinte, d'une dame à laquelle Amussat, Magendie, Koreff et Descroisilles, pratiquèrent l'opération de l'anus artificiel pour combattre des symptômes d'étranglement très-graves que l'on ne savait à quoi rattacher.

Obs. CXLIII. (Amussat). *Thèse du Dr Pinte*, 1841, p. 42. — Cette dame souffrait depuis trente et quelques jours, elle avait des vomissements bilieux d'un vert tirant sur le noir, hoquets, coliques très-violentes, contractions spasmodiques douloureuses de l'estomac, soif ardente, et enfin un mouvement fébrile. Ces symptômes continuant avec des intervalles de rémission rares et de courte durée..... Tout fut employé ; mais tout échoua, injections, purgatifs, lavements, etc.....

M. Amussat pratiqua couche par couche une incision au-dessus de la fosse iliaque droite, à 1 pouce environ de la crête de l'os des iles, oblique en dedans et en bas, longue de 4 à 5 pouces......... On ouvrit le cæcum énormément distendu au moyen d'un trois-quarts et il s'échappa des gaz et des matières fécales en grande quantité ; deux cuvettes furent presque en totalité remplies par ces matières.

On fit des points de suture, mais douze heures après l'établissement de l'anus artificiel, les bords de l'ouverture prirent un aspect livide. La malade mourut vingt-quatre heures après l'opération.

A l'autopsie, on trouva deux ulcérations à la réunion du côlon transverse avec le côlon descendant, et bientôt M. Amussat fut fort étonné de sentir et de voir un petit corps noirâtre faisant une légère saillie en dehors, et qui paraissait implanté dans les membranes du gros intestin..... Ce petit corps fut extrait en entier, et à la grande surprise de tous les assistants, on reconnut que ce devait être une portion de vertèbre d'oiseau.

DEUX OBSERVATIONS DU QUATRIÈME TABLEAU.

Cas dans lesquels le corps étranger n'est pas sorti.

A côté des cas malheureux du troisième tableau, on est tout étonné de voir que, quelquefois, un corps étranger, même très-volumineux, peut séjourner presque indéfiniment dans l'estomac, sans occasionner d'accidents fâcheux. L'observation n° 145 d'un garçon qui garde dans son estomac un écu de six livres est un exemple très-curieux. L'observation 146, et surtout l'observation 144 du Dr Ramon, prouvent d'une façon très-nette, à mon avis, qu'on ne doit pas s'inquiéter outre mesure, et que tant qu'il n'y a pas de complications dans l'état général et d'indications précises, le chirurgien ne doit pas intervenir.

Obs. CXLVI. Rivals-Hévin. l. c. p. 512.— « Une petite fille de 5 ans avala la boucle de son soulier. Immédiatement perte de connaissance, mouvements convulsifs. Une heure après la malade reprit connaissance et se plaignit beaucoup d'une douleur aiguë de l'estomac. Saignée, huile d'amandes douces, les douleurs continuèrent par intervalles. Il survint ensuite une tumeur très-douloureuse dans l'hyochondre droit, elle disparut à la faveur d'un cours de ventre qui donna issue à une grande quantité de matières purulentes. Tous les accidents cessèrent.

« On ne s'est point aperçu qu'elle ait rejeté la boucle. »

Il est probable qu'elle a été gardée dans l'estomac, à moins que, comme les couteaux de l'observation de M. Moissenet (obs. 133), elle n'ait été dissoute complètement par les liquides de l'économie.

Obs. CXLIV. E.-J. Ramon *Annales medico psychologiq.* An, 1843, t, ii, p. 401. — « M. T..... entre à la maison royale de Charenton, le 3 octobre 1815 ; il offrait tous les symptômes d'une mélancolie profonde ; plusieurs années avant, il avait déjà passé quelque temps pour la même maladie, dans la maison, et avait fait plusieurs tentatives de suicide.

« A l'époque de sa dernière entrée, son délire consistait à se croire poursuivi par des gens élevés en dignité, qui, ayant juré sa perte, le faisaient épier par des espions apostés de toutes parts ; il s'imaginait qu'on mêlait un poison lent dans ses aliments. Tourmenté sans relâche par l'idée qu'il devait succomber aux supplices les plus cruels, il suppliait qu'on mît fin à son existence. Des villes entières, disait-il, se coalisaient contre lui ; aucune expression ne pouvait rendre ce qu'il souffrait depuis trois ans. Ces idées prenant parfois plus d'empire sur son esprit, il en résultait une exaltation qui lui faisait mettre au rang de ses persécuteurs les personnes qui lui donnaient des soins. » Après avoir analysé toutes les idées bizarres de persécution présentées par ce malade, M. Ramon ajoute : « Le 29 novembre 1841, aucun changement n'étant survenu dans l'état mental de M. T..., l'infirmier qui le soignait le trouva étranglé dans sa chambre ; il était environ 6 heures 1/2 du matin. M'étant transporté sur les lieux, je trouvai le cadavre de M. T... étendu sur le carreau ; le cou était entouré d'un cordon si peu serré, qu'on introduisait facilement sous lui deux ou trois doigts. »

M. Ramon essaya, mais en vain, de le rappeler à la vie par tous lés moyens en son pouvoir. Le lendemain, il pratiqua l'autopsie, et ne trouve aucune lésion bien notable des centres nerveux. « Ayant ouvert le ventre pour voir l'état de l'estomac, je sentis dans cet organe un corps dur que je reconnus être une fourchette; j'ouvris ce viscère, et j'en retirai, en effet, une fourchette d'étain, longue de six pouces environ, recouverte de mucosités. » M. Ramon, après avoir décrit l'enduit qui recouvre la fourchette ajoute: « Les dents de la fourchette étaient rapprochées, et paraissaient l'avoir été à dessein; elle était tellement placée dans l'estomac que les dents étaient tournées vers le cardia et le talon vers le pylore. La membranne de l'estomac offrait des traces de phlogose........ « Plusieurs personnnes de la maison se sont rappelées que M. T... avait avoué, il y avait environ cinq à six ans, qu'il avait avalé sa fourchette. Il est d'autant plus probable que cet instrument était depuis longtemps dans son estomac, que M. T... se plaignait toujours de douleur qu'il rapportait à la région épigastrique.

« Sa démarche et sa manière habituelle de se tenir quand il était debout confirmeraient encore cette opinion. Il avait toujours le tronc droit, et semblait gêné dans ses mouvements, il portait toujours la région épigastrique en avant; souvent en parlant il lui arrivait de se redresser encore davantage, et de porter sa main, comme involontairement, sur cette région; sa physionomie se crispait alors comme s'il eût éprouvé quelque douleur aiguë. »

QUELQUES OBSERVATIONS DU CINQUIÈME TABLEAU.

Cas dans lesquels on a pratiqué une opération.

Le plus souvent, l'opération pratiquée a été tout simplement l'ouverture d'un abcès siégeant dans une région quelconque de l'abdomen. Rarement on a cru devoir pratiquer l'opération de la *gastrotomie* proprement dite, c'est-à-dire avant la formation d'adhérences entre les feuillets péritonéaux.

La gastrotomie a été pratiquée deux fois (obs. 149 et 154) pour des barres de plomb assez lourdes, et dans ces deux cas, il était peut-être bien difficile au chirurgien de faire autrement. Je n'ai aucun renseignement sur la ma nière dont a été pratiquée l'opération dans l'observation 150 *bis*. Les renseignements sont aussi très-peu précis pour les observations 152 et 153.

Je range l'observation de M. le Dr Labbé dans mon cinquième tableau (obs. 163), bien qu'il n'y ait encore eu aucune opération; mais comme il existe chez ce malade une tumeur douloureuse, il pourrait bien se faire que l'on soit forcé tôt ou tard de donner un coup de bistouri sur la tumeur pour aller chercher la fourchette.

Obs. CXLVII. Ch. Sedillot. *Contributions à la chirurgie*, t. ii, p. 456.— « Un soldat se présente un jour à la visite du docteur L.... (année 1823) avec des douleurs vives mais non continuelles à l'épigastre. La langue était belle, rosée, humide, il n'y avait ni soif, ni amertume à la bouche, ni fièvre. Le ventre était libre, et l'appetit excellent. Malgré un traitement antiphlogistique et un mieux apparent de quelques jours, les douleurs reparurent bientôt plus intenses avec exacerbation entre les repas, alors que l'estomac était vide. Un matin le docteur L... crut reconnaitre une tumeur profonde, circonscrite et douloureuse à la pression, difficile à caractériser quant au siège, et quelque temps après le soldat ayant fait plusieurs étapes à cheval, la tumeur paraît s'être amollie et approchée de la peau. Le docteur L... se décide à une ponction exploratrice; la pointe du bistouri heurte un corps dur résonnant, et ne peut pénétrer; l'incision agrandie permet de saisir le corps étranger. Quel n'est pas son étonnement en attirant à lui toute une cuiller à café en vermeil! Il se rappelle alors que ce militaire a été accusé de vol d'une cueiller semblable. On fit un pansement simple, il n'y eut aucun accident et la cicatrisation marcha avec grande rapidité. Cependant le malade reste sujet à de fréquentes coliques, dues vraisemblablement à des tiraillements entre les points adhérents du péritoine; et on fut forcé de le réformer. »

Sédillot rapporte l'observation de madame So née Sa, qui avait avalé une fourchette le 14 septembre 1818, et qui subit une opération deux cent vingt-neuf jours après l'accident. Le dessin de cette fourchette se trouve actuellement dans le cabinet des garçons de service de l'École de médecine de Paris.

L'observation rapportée par M. Sédillot est très-longue et très-détaillée ; je vais chercher à l'analyser d'une façon exacte.

Obs. CXLVIII. Gayroches. (Sédillot, loc., cit., p. 437). — « Madame S., âgée de 24 ans, déjà mère de quatre enfants, robuste, avala en voulant se faire vomir une fourchette. Ce corps séjourna pendant trois mois dans l'estomac sans y occasionner autre chose qu'une simple pesanteur. Le médecin ordinaire constate à la fin du troisième mois que le manche de la fourchette était situé à deux travers de doigt au-dessus et à côté de l'ombilic dans la partie droite de la région épigastrique, tandis que les becs paraissaient placés dans la partie gauche de l'estomac au-desous du foie.

« Madame S... mangeait et digérait comme à l'ordinaire, ce qui fait qu'on ne pensa pas à faire la gastrotomie.

« Vers le cinquième mois, vomissemenis violents à la suite d'une indigestion, et dès ce moment la fourchette changea de place, le manche est à deux doigs au-dessus de l'ombilic à gauche de la ligne blanche, les pointes dans l'hypochondre droit près de la colonne vertébrale. — Douleurs vives, dépérissement malgré la continuation de l'appétit. Evacuations alvines, et mensuelles régulières. La malade demande une opération, mais on décide d'attendre tout des efforts salutaires de la nature.

« Deuxième vomissement à la fin du sixième mois qui détermina un engorgement de la grosseur d'un œuf de poule, correspondant à une des extrémités de la fourchette à laquelle on pouvait communiquer par la pression des mouvements oscillatoires en avant et en arrière. Cette pression déterminait de violentes douleurs ; la peau était collée sur la tumeur, mais sans changement de coloration.

« Le docteur Cayroche, de Mendes, ville de la dame, après avoir demandé l'avis de MM. Delpech et Fages, professeurs célèbres de l'Université de Montpellier, se décide à l'opération.

« En présence d'un certain nombre de témoins, il fit une première incision sur la peau avec un bistouri convexe dans la partie la plus proéminente de la tumeur, de haut en bas, dans une étendue de 2 pouces ; les fibres du muscle grand droit furent ensuite divisées jusqu'au péritoine. Après s'être assuré qu'il existait des adhérence entre les deux péritoines et avoir fait saillir le corps étranger, en le poussant par sa partie postérieure, une troisième incision divisa les parois de l'estomac et la fourchette fut mise à nu. Les becs de cette dernière se trouvaient implantés dans les parois de l'estomac, et M. Gayroche fut obligé de les dégager successivement par le moyen de la dissection. On pansa mollement la plaie avec un plumasseau de charpie. La fourchette était couverte d'un enduit noirâtre, dur au toucher ; les becs en étaient un peu émoussés par l'usage.

« Enfin le huitième jour de l'opération, madame S... descendait au salon dîner avec sa famille, mais la cicatrisation ne fut complète que le quinzième jour.

« Madame S... jouit de la santé la plus parfaite, elle n'éprouve ni tiraillements ni douleurs. »

Enfin je puis ajouter ce que Sédillot n'a pas noté, mais ce qui est consigné dans l'observation de la Faculté de Médecine de Paris, que le 7 mars 1820, deux ans après son accident, madame S.... accoucha d'une fille bien portante ; en 1821, elle a mis au monde une autre enfant bien portante ; en 1822, M. Gayroche en envoyant son observation à Paris ajoute : « elle est encore enceinte en ce moment et la mère et les enfants ont toujours joui et jouissent de la plus parfaite santé. »

Obs. CXLIX. — B. Néal. *Gazette de médecine et de chirurgie*, 1855, p. 662. — *Gastrotomie faite le 10ᵉ jour pour enlever un lingot de plomb, de 10 pouces de longueur sur 3/4 de pouce de largeur et du poids d'une livre.* — « L. Bales, âgé de vingt-sept ans, s'étant énivré avec de l'eau-de-vie, fit le pari d'avaler un barreau de plomb de dix pouces de longueur, sur trois quarts de pouce de largeur, et du poids d'une livre. Le métal traversa l'œsophage et pénétra dans l'estomac. B... travailla les trois jours qui succédèrent à cet acte ; mais dans la nuit du troisième jour, il fut pris de violentes douleurs d'estomac, accompagnées de tiraillements le long de la colonne vertébrale, depuis la région lombaire jusqu'au sacrum et dans la hanche. Le quatrième jour, les douleurs étaient moindres ; langue blanche, haleine fétide, constipation. On explora l'œsophage, qu'on trouva parfaitement libre. On administra de la morphine à petites doses, et une grande quantité de sulfate de magnésie, pour exciter les intestins. Cette médication produisit peu d'effet, sur le tube digestif, cependant le malade en fut notablement soulagé, au point qu'il pouvait se promener un peu ; mais le dixième jour après l'accident, les douleurs reparurent plus violentes, s'accompagnant de vomissements et d'autres symptômes de gastrite.

On résolut alors de faire l'opération de la gastrotomie. Le docteur Bell, de Wapello, fit aux parois abdominales une incision de 4 pouces de longueur, étendue de l'ombilic aux fausses côtes, sur le côté à gauche de la ligne médiane; le Dr Bell introduisit la main dans la plaie et trouva le barreau presque perpendiculaire, incliné seulement vers la gauche par son extrémité supérieure. Il le poussa en haut pour faire correspondre son bout inférieur avec la plaie de l'abdomen; puis il fit sur ce bout une incision aux parois de l'estomac assez large pour permettre le passage d'une pince destinée à saisir le lingot.

La contraction de la tunique musculaire de l'estomac, suffit pour refermer exactement cette ouverture. La plaie cutanée fut réunie par la suture et une compresse appliquée par-dessus. Lorsque le malade fut revenu du sommeil anesthésique dans lequel on l'avait plongé pendant l'opération, il se sentit soulagé notablement. Les trois jours suivants, il fut soumis à une médication opiacée et tenu à une diète sévère, ne prenant qu'une petite quantité de boissons mucilagineuses. Il guérit absolument comme un malade affecté d'une gastrite sans complication. »

Obs. CL.— Van Andel. *Gaz. hebd. de méd. et chirur.*, 1866, p. 79. — « La femme Th. J. C. âgée de 64 ans, affectée de mélancolie, est admise, le 31 août, à l'hospice des aliénés de Zutphen. Quelques jours avant son entrée, elle avait avalé une fourchette d'argent. Elle avait voulu suivre l'exemple récent d'une femme qui s'était suicidée en avalant une fourchette d'argent; on avait *pratiqué la gastrotomie et la malade était morte peu de jours après* (1).

Quand on vit la femme Th. J. C., elle était fort calme et exprimait le désir d'être opérée le plus vite possible. Des recherches répétées firent reconnaître la présence d'un corps étranger dans l'estomac.

La forme de ce corps, et des renseignements précis ne permettaient pas de douter qu'une fourchette était dans l'estomac; les pointes étaient dirigées en avant et en haut, le manche situé un peu en arrière, vers le pylore.

(1) Obs. 150 bis.

Pas de plaintes, de douleurs, mais sentiment de gène épigastrique. L'état général ou local de la malade ne présente aucun phénomène grave. On ne tenta aucun traitement actif.

Le 6 décembre, les pointes de la fourchette, qu'on avait pu jusqu'alors sentir avec les doigts, ne sont plus accessibles à la palpation, et l'on observe du côté gauche du ventre, au dessus du nombril, une tumeur ayant à peu près le développement et la forme d'un utérus gravide au 4e mois. Du reste, aucun symptôme grave. La tumeur persista dans le même état pendant plusieurs mois, mais en avril, elle était moins régulière; au lieu d'être convexe, elle présentait une dépression vers sa partie inférieure, elle était douloureuse, et la peau adhérait avec elle. Au mois de mai, un abcès se forma au niveau de la dépression, à trois doigts au dessus du nombril, du côté gauche. La tuméfaction, l'empâtement, la rougeur de la peau, se prononcent, et le 9 juin, l'abcès s'ouvre spontanément, laissant échapper, par un petit pertuis, un peu de pus et de matières fécaloïdes, fétides et brunâtres. Un examen minutieux de la fistule ne fit découvrir aucune trace de la présence de la fourchette.....

Le 12 juin, dit M. Andel, je fus témoin d'un spectacle rare : les quatre dents de la fourchette, jusqu'aux deux tiers de leur longueur se montrèrent du côté du ventre, au niveau de la fistule. MM. V. Derchys et V. Zelm purent constater ce phénomène. De prudentes manipulations démontrèrent que les parois de l'abcès faisaient obstacle à la palpation immédiate de la fourchette. Deux incisions de chaque côté des dents permirent d'extraire la fourchette, qui avait une direction perpendiculaire comme on l'avait constaté. Le manche était couvert de matières fécales, d'un brun foncé et fétides,.. Puis se trouve la description de la fourchette. La fistule fut pansée, et les matières qui s'écoulèrent les jours suivants, examinées avec soin, n'étaient constituées que de matières fécales. L'ouverture de la fistule devient de plus en plus petite, l'écoulement diminue, et le 14 juillet la cicatrisation est complète. »

L'auteur insiste sur les raisons qui l'ont porté à ne pas pratiquer la gastrotomie, et sur les résultats heureux et inattendus de l'expectation.

Obs. CLVI. — Michel Hager rapporte que le Dr Sonderland observé, chez une fille de 19 ans, deux fourchettes de fer avalées et sorties par un abcès dix mois plus tard.

Obs. CLVII. — D'après Fideli, chez une femme de 50 ans, une fourchette de fer ayant séjourné deux ans dans le tube digestif, fut retirée par un abcès de l'hypochondre droit.

Obs. CLI. — Ephémérides d'Allemagne, ann. 1720. *Hévin, l. c.*, p. 596. — Une jeune prussienne avala un couteau de 7 pouces en voulant se faire vomir. Il tombe dans l'estomac où il reste trois jours sans lui causer aucune douleur. Elle ressentit ensuite une douleur piquante, et peu après la pointe du couteau se fit apercevoir au toucher du côté gauche. Le Dr Hubner, de Rastembourg, fit le onzième jour une incision à l'hypochondre gauche vis-à-vis la pointe du couteau et trouva qu'il avait déjà percé l'estomac, et qu'il y avait une légère suppuration.

La guérison fut très-prompte.

Obs. CLII. — (Crolius.) — *Hévin, loc. cit.*, p. 596.— Crollius a vu à Prague un paysan qui avala un couteau de 9 pouces de long; la pointe s'était tournée un peu au-dessus du fond de l'estomac du côte gauche et le manche vers l'épine du dos (épine dorsale). Deux mois après, Florian Mathis, premier chirurgien de l'empereur, le retire par une incision faite à l'estomac. La guérison fut rapide, sans la moindre incommodité.

Obs. CLIII. — (Daniel Schwaben.) *Hévin, l. c.*, p. 595. — Un paysan prussien s'enfonça un manche de couteau dans le gosier pour s'exciter à vomir et l'avala. Il essaya de faire sortir ce couteau en se faisant tenir la tête en bas tant qu'il le sentit dans l'œsophage; mais voyant que son moyen ne réussissait pas, il le fit tomber dans l'estomac, en buvant beaucoup de bière.

Jeune et résolu à tout souffrir pour se débarrasser, il demanda à Daniel Schwaben, chirurgien lithotomiste, de l'opérer.

Environ un mois et demi après l'accident, on fit une incision du côté gauche de l'hypochondre gauche, longue de deux doigts, couche par couche, incision de l'estomac et extraction d'un couteau de 10 pouces de long.

Régime sévère; il n'y eut presque pas d'accidents et il finit par guérir en très-peu de temps.

Le couteau et le portrait du paysan existent à la bibliothèque électorale de Konigsberg.

Obs. CLIV. — (Bell.) *Gazette hebd. de méd. et de chir.* Ann. 1860, p. 541.—« Le Dr Bell fut appelé, le 25 décembre 1859, chez un homme qui venait, disait-on, d'avaler une barre de plomb en faisant des tours de jonglerie. Comme cet homme n'éprouvait aucun accident,

M. Bell crut à une mystification et ne s'en occupa pas. Le 1er janvier, nouvel examen qui donna un résultat négatif. Le lendemain, survinrent des vomissements, de la gastralgie, de la prostration. Le 3 janvier, comme ces symptômes persistaient, on se décida à pratiquer une opération.

Le patient ayant été chloroformé, la paroi de l'abdomen fut coupée depuis l'extrémité antérieure de la deuxième fausse côte gauche jusqu'à l'ombilic. L'opérateur introduisit alors la main dans la cavité péritonéale et saisit l'estomac, dans lequel il reconnut aussitôt la présence de la barre de plomb. Celle-ci se dirigeait de gauche à droite, et de haut en bas, du cardia vers le pylore. Son extrémité supérieure étant inaccessible, l'opérateur la saisit à son milieu, entre le pouce et le médius, et en fit saillir cette extrémité supérieure contre la paroi stomacale; puis, à l'aide d'un scalpel, il coupa les tuniques de l'estomac à ce niveau, dans une direction parallèle à celle des fibres musculaires, et en ne donnant à l'incision que l'étendue strictement nécessaire pour laisser passer le corps étranger. Celui-ci fut extrait à l'aide d'une pince; puis on remit l'estomac en place, on réunit la plaie extérieure par des points de suture et des bandelettes agglutinatives, et on appliqua un pansement simple. L'opération avait duré vingt minutes. Dès que le malade se fut réveillé du sommeil chloroformique, on lui administra un centigramme de sulfate de morphine. Le traitement consécutif consista surtout dans l'emploi de la morphine, de deux saignées et de quelques lavements. Le 8 janvier, la plaie extérieure était complètement cicatrisée. Le 17, le malade se promenait. Cinq mois après l'opération, il jouissait encore d'une santé excellente. La barre de plomb avait près de 30 centimètres de long et pesait environ 270 grammes. »

Obs. CLV. (Dr Santos). — M. Labbé a bien voulu me communiquer la lettre suivante qui lui est adressée par le Dr Perrin.

« Comme secrétaire général de la Société médico-pratique de Paris, j'ai publié en 1856, dans un compte-rendu de ses travaux, l'observation curieuse et extraordinaire d'ingestion de corps étrangers, communiquée à la Société par l'un de ses membres, feu le Dr Charrier, qui l'avait extraite et traduite d'un journal espagnol, intitulé *El porvenir medico*, qui lui-même l'avait empruntée à la *Gazette médicale de Lisbonne*. Voici cette observation :

« Un officier portugais, âgé de 32 ans, né d'ascendants sujets à des affections nerveuses, ayant lui-même cherché plusieurs fois mais inutilement à se suicider, se mit à avaler tout ce qui lui tombait sous la main, du verre pilé, des balles de plomb, des boutons, des lames de verre, une lame de ciseaux, un compas, un porte crayon en cuivre, des morceaux de règle, de canne, etc. A l'exception des corps les plus minces et les plus légers, les autres séjournèrent dans les voies digestives, depuis un jusqu'à treize et quatorze mois, sans exciter ni déjections alvines, ni fièvre. L'appétit était presque toujours excellent; la soif souvent très-intense. Les selles étaient rares. La présence de ces corps étrangers dans l'estomac déterminait des douleurs abdominales.

« Lesdits objets sortirent de l'organisme par des voies différentes, selon la diversité de leur poids et de leurs dimensions, les plus petits par les vomissements, les plus longs avec les fèces, quelques-uns plus volumineux restèrent dans l'estomac dix à onze mois. Quelques mois après l'apparition des douleurs gastriques, il se manifesta des signes d'inflammation aiguë dans l'épaisseur des parois abdominales, au niveau de la région gauche de l'estomac, et bientôt un véritable abcès qui s'ouvrit à l'extérieur, un mois après l'apparition des symptômes. La cavité de l'estomac ayant été explorée à l'aide d'un stylet d'argent, on y constata la présence des corps étrangers.

« Le 18 juin, après avoir chloroformisé le malade, le professeur Sr Santos, dilata l'orifice fistuleux au moyen de deux incisions, l'une verticale de 8 lignes, l'autre transversale de 6, et en retira les objets suivants :

« 1° Un fer de ciseau, en partie corrodé, de 5 pouces 8 lignes de long, de 5 lignes de large, et de 4 lignes d'épaisseur dans la plus forte dimension ;

« 2° Un porte plume de laiton de 4 pouces 3 lignes de long, et de 2 lignes 1/2 de diamètre;

« 3° Un compas de cuivre avec des branches de fer, l'une plus longue que l'autre et courbée. Sa longueur était de 5 pouces, sa largeur de 6 lignes dans sa partie la plus large, son épaisseur de 4 lignes;

« 4° Enfin, un manche de bois pour plume métallique ayant à peu près la même dimension que le premier.

« Le poids total de ces objets était de plus de 4 onces.

« Les corps expulsés par la bouche, au nombre de dix, de 2 à 5 pouces de long, furent des tronçons de canne et de bois. Ceux qui furent expulsés par l'anus, au nombre de sept, consistaient en divers fragments de fer, de bois, de verre, sans compter d'autres beaucoup plus petits.

« Le malade mourut neuf jours après l'extraction de ces corps étrangers.

« La famille ne permit pas d'en faire l'autopsie. »

Je dois à l'obligeance de M. Cartaz, interne des hôpitaux, l'observation intéressante suivante :

Obs. CLIX.— (Charpy et Cartaz.) « Un aliéné de l'hospice de l'Antiquaille à Lyon, se plaignait réquemment de coliques, de douleurs abdominales, suivies de quelques vomissements. Mon collègue d'internat dans les hôpitaux de Lyon, M. le Dr Charpy, qui a observé le fait, remarqua que le malade dit à plusieurs reprises avoir avalé une cuillère. Le propos venant d'un aliéné, ne fut pas pris au sérieux. Cependant quelques mois après, il fut pris de symptômes fébriles avec accidents gastro-intestinaux tout à fait analogues à ceux de la typhlite. Un abcès se forma dans la fosse iliaque droite, et à l'ouverture de l'abcès, on ne fut pas peu étonné de retirer une cuillère de fer battu, modèle ordinaire, à laquelle il ne manquait qu'une portion du manche. La longueur totale du corps étranger se trouvait ainsi réduite à $0^m,20$ environ.

Il était bien évident, à l'inspection du corps étranger, que la cuillère avait été brisée avant son introduction dans les voies digestives. D'ailleurs la portion de cuillère extraite ne présentait aucune altération profonde ; elle était seulement noircie.

Le malade guérit très-bien. »

Obs. CLX. — (Planque). *Bibl. de Méd.*, tome I, p. 51, ann. 1748.

« Pierre Yvens, vigneron, habitant de Saint-Leu-Taverny, dans la vallée de Montmorency, âgé de 65 ans, constitution robuste, avale un affiloir avec son manche, c'est-à-dire cet instrument dont se servent les bouchers pour aiguiser leurs couteaux. Il n'en subit aucune incommodité dans les premiers temps, mais au bout de 5 à 6 mois il se forma un abcès dans l'hypochondre droit, l'instrument sortit et il guérit en huit jours de temps à l'aide de quelques topiques qui lui furent appliqués par le chirurgien du lieu.

Le même P. Yvens, ayant trouvé à quelque temps de là, le pied d'une marmite de fer, l'avala comme l'affiloir et le rendit par un autre abcès qui se forma dans l'hypochondre gauche et qui se guérit aussi vite que la première fois.

Une troisième fois il avala un couteau de poche avec sa gaîne qu'il rendit en bêchant la terre, par une ouverture qui se fit un peu au-dessus et à côté des vertèbres des lombes. »

Obs. CLXI.— (M. Paul Dubois.) *Bulletin de la Faculté de méd.* t. VII, p. 1, année 1820.

« Honoré Cogordan, âgé de 25 ans, né dans la vallée de Barcelonnette (Basses-Alpes), faisant la profession de bateleur ambulant, s'exerçait au mois de septembre 1818, sur la place publique de Bergues (Nord), à s'introduire dans le gosier, à la manière des jongleurs indiens, une lame métallique flexible, et déjà il avait enfoncé cet instrument en totalité, l'extrémité supérieure serrée entre ses dents, pouvant à peine être aperçue à l'extérieur. Dans cet instant, il paraît, si l'on en croit le rapport de *Cogordan*, qu'un des spectateurs auxquels il tournait le dos, s'approcha doucement de lui sans être aperçu, et qu'avançant tout à coup sa tête par-dessus l'épaule de l'escamoteur, afin de s'assurer de la vérité du fait, il lui causa une surprise telle, qu'elle dut déterminer la *flexion de la tête*, le desserrement des dents, et peut-être aussi un mouvement involontaire de contraction des muscles du pharynx. La lame échappée aux dents glissa d'abord sur la voûte palatine, et bientôt après s'enfonça plus profondément. Une réunion de circonstances malheureuses vint se joindre à cet accident; aucun chirurgien ne se trouva pour administrer des secours dans le premier moment: *Cogordan* lui-même, dans l'impossibilité de fléchir totalement l'avant-bras gauche, par suite d'une maladie antérieure, n'avait de libre que la main droite pour arriver jusqu'à sa bouche; enfin les spectateurs révoquant en doute la vérité de l'accident, et craignant d'être dupes se refusèrent à lui donner les premiers secours. Obligé de retourner à son auberge, il fut bientôt en proie aux douleurs les plus violentes dans la poitrine et l'épigastre. Elles se propagèrent presque aussitôt au voisinage de l'ombilic.

Dès le lendemain, Cogordan fut admis dans l'hôpital de la ville. Quelques recherches furent faites, mais infructueusement, au moment de son arrivée; on se borna ensuite à lui prescrire des potions huileuses. Quatorze jours se passèrent ainsi, pendant lesquels les douleurs subsistèrent avec la même intensité, et toujours au même siége; l'on pouvait alors sentir, un peu au-dessus de la région ombilicale, l'extrémité de l'instrument qui faisait en cet endroit une légère saillie. Le malade ne prit que des bouillons pour toute nourriture; la constipation était complète. Dans la nuit du quatorzième au quinzième jour, les douleurs, qui avaient été jusque-là très-violentes, devinrent tout à coup intolérables, et leur siége était surtout vers la région ombilicale. Après avoir duré la nuit entière, elles s'apaisèrent le matin, et le malade crut sentir que le corps étranger avait changé de place et qu'il était descendu dans la partie latérale droite de l'abdomen. Pour la première fois depuis l'accident, une selle eut lieu le même jour. Les douleurs cessèrent totalement dans la poitrine et l'épigastre; elles furent remplacées par des coliques assez violentes, qui se renouvelaient toutes les fois que le malade allait à la garde-robe.

Après deux mois de séjour dans l'hôpital de Bergues, sans que d'autres circonstances remarquables se fussent présentées, Cogordan se détermina à quitter la ville et à voyager pour vendre des baromètres. Il courut ainsi la campagne, faisant quatre à cinq lieues par jour, et libre de toute espèce d'incommodité. Un mois et demi s'était écoulé lorsqu'il commença à éprouver une légère douleur vers l'endroit où il avait le sentiment de la présence de la lame. Il y parut bientôt un abcès qui, augmentant graduellement de volume et occasionnant tous les jours des douleurs plus vives, détermina Cogordan à se présenter à l'hôpital de Lille, où il fut admis. Peu de jours après, l'abcès fut ouvert, et cette opération donna issue à des matières roussâtres et brunes, qui sans doute étaient des matières fécales. L'incision faite pour l'ouverture de l'abcès ne se cicatrisa pas complètement; il en résulta une fistule stercorale. Deux autres petits abcès se formèrent ensuite aux environs du premier; ils s'ouvrirent spontanément et donnèrent lieu de même à des ouvertures fistuleuses. Des recherches furent faites pour s'assurer de la présence du corps étranger, mais on ne put y parvenir; le repos et la propreté furent les seules choses prescrites au malade. Plusieurs mois s'écoulèrent dans cet état, et vers le commencement de septembre dernier, environ une année après l'accident, Cogordan se détermina à quitter Lille pour venir à Paris, et se présenta, à son arrivée, à l'hospice de Perfectionnement de la Faculté. A cette époque, l'aine droite du malade présentait trois ouvertures fistuleuses assez rapprochées les unes des autres. Une de ces ouvertures, plus considérable, donnait issue à des matières fécales et obligeait le malade à renouveler, plusieurs fois par jour, les linges dont il la couvrait; cependant, la plus grande partie des matières était encore expulsée par l'anus. Une sonde d'argent fut introduite dans cette ouverture principale; elle suivit une direction oblique en bas et en arrière, dans l'étendue de 4 à 5 pouces; elle paraissait alors parvenue dans la fosse iliaque droite, et elle transmit aux doigts l'impression d'un corps dur et rugueux. Ce fut là tout ce qu'on put apprendre. Les deux autres ouvertures parurent, à l'examen, communiquer simplement sous la peau avec la première. On résolut de dilater celle-ci, en introduisant, pendant quelques jours, des bou gies emplastiques dont le volume fut graduellement augmenté. La dilatation ayant été opérée dans l'espace de deux jours, jusqu'au point de rendre l'exploration facile et de ne plus laisser de doute sur la présence d'un corps étranger, M. le professeur Dubois résolut de l'extraire.

Le premier objet à remplir était de donner à l'ouverture une étendue telle, qu'elle pût permettre d'abord l'introduction du doigt pour reconnaître la position du corps étranger, les rapports avec les parties environnantes et la manière dont on pourrait le saisir; ensuite, l'introduction des instruments qu'on aurait jugés convenables à l'extraction. Une incision, de deux lignes environ d'étendue, fut faite de dedans en dehors, au moyen du bistouri courbe, à l'ouverture principale; elle intéressa la peau, les fibres musculaires sous-jacentes, le péritoine et, sans doute, une portion de l'intestin collé dans cet endroit à la partie postérieure des parois abdominales. Une exploration soigneuse ayant été faite avec le doigt, des pinces à anneaux furent introduites et saisirent le corps étranger, qui fut amené doucement au dehors. Trois pouces environ d'une lame mince et flexible étaient sortis, lorsqu'on aperçut une interruption presque complète dans la continuité de cet instrument. Les tractions devinrent alors inutiles; elles étaient douloureuses et exposaient, d'ailleurs, le moyen d'union qui paraissait exister encore entre les deux portions de l'instrument, dont l'une était déjà sortie et l'autre contenue encore dans l'abdomen. M. Dubois sentit donc la nécessité d'agir sur celle-ci, et, comme l'ouverture faite ne suffisait pas encore à son passage, il augmenta son étendue au moyen d'une petite incision qui n'intéressa cette fois que l'intestin. Les pinces furent appliquées directement sur la portion de lame qui n'était pas extraite, et il fut possible alors, par une légère traction, d'amener au dehors la totalité de l'instrument. On reconnut alors que c'était *une lame de fer-blanc, flexible, longue de* 10 *pouces et demi, ayant* 1 *pouce dans sa plus grande largeur et* 6 *lignes dans sa partie la plus étroite*, arrondie et mousse à l'une de ses extrémités, qu'il introduisait la première; terminée à l'autre par un bord droit, rugueux et inégal, qui, en se réunissant aux côtés, formait deux angles droits fort pointus; les côtés étaient mousses et un peu plus épais que le reste de la lame; celle-ci paraissait avoir été amincie par son séjour prolongé dans les voies digestives, et comme corrodée dans un ou deux points de son étendue. Le pansement qui suivit l'opération se borna à l'application d'une petite quantité de charpie; la sortie des matières fécales, qui ne pouvait manquer d'avoir lieu en grande quantité par cette ouverture, s'opposait à tout autre pansement. Le malade, transporté dans son lit, fut assujetti à un régime sévère; des matières liquides et noirâtres sortirent en très-grande quantité par le flanc; des soins de propreté furent les seuls que l'on crut nécessaires pendant les six premiers jours; aucune excrétion, cependant, ne se faisant par l'anus, on prescrivit des demi-lavements. Une petite partie du liquide revint par le rectum, la plus grande partie sortit par la plaie. Les matières restant toujours liquides, et leur sortie continuelle affaiblissant beaucoup le malade, on crut nécessaire de lui prescrire la décoction blanche de Sydenham; dès le lendemain de son usage, c'est-à-dire le huitième jour après l'opération, la sortie des matières par le plaie cessa presque entièrement, le malade eut une selle par les voies ordinaires; depuis ce moment, la plaie qui avait servi à l'extraction de la lame a diminué graduellement d'étendue, et, un mois après l'opération, elle était presque totalement fermée.

Obs. CLXII.—(Otto de Copenhague.) *Bull. de thér. méd. et chir.*, 1838, tome XV, p. 320. — « Les ressources que la nature possède pour remédier à des causes matérielles de destruction sont incalculables. Voici un fait curieux de plus à ajouter à ceux que l'on possède pour établir cette incontestable vérité.

« Un marchand, ayant perdu quelque peu l'esprit, à la suite de revers de fortune, veut se laisser mourir de faim; il reste pour cela quatorze jours sans manger ni boire; au bout de ce temps, vivant toujours, il avale de désespoir une cuiller à café en argent qui tombe sous sa main. Une gastrite intense en est la conséquence; elle cède aux antiphlogistiques, mais il reste une douleur constante à l'épigastre et l'impossibilité de marcher autrement que courbé en avant. Neuf mois après, il apparaît une petite tumeur à l'épigastre, qui s'ouvre par l'usage des émollients et donne issue à une certaine quantité de matière fluide. L'ouverture ne se cicatrise point. Au bout de trois mois, un corps noirâtre se présente au fond de l'abcès, c'est la petite extrémité de la cuiller. Celle-ci est extraite par le Dr Otto de Copenhague, un an après qu'elle avait été avalée. La tumeur disparaît, les douleurs cessent, la plaie se cicatrise, et le malade est guéri. »

Enfin je terminerai ce travail par l'observation très-curieuse de M. L. Labbé.

Obs. CLXIII. L. Labbé. *Homme de 18 ans. Fourchette produisant des accidents assez graves dans l'œsophage. État de bien-être lorsqu'elle arrive dans l'estomac. Plus tard, douleurs très-vives, à intervalles irréguliers, dans l'estomac; apparition d'une tumeur.* — Le jeune Lausseure, 18 ans, né à Nuits-sous-Beaune (Côte-d'Or), d'une bonne constitution, employé de commerce dans une grande maison de Paris (le Printemps), n'est arrivé à Paris que depuis quinze jours seulement.

Il était avant employé de commerce, pour la rouennerie, à Châlon-sur-Saône, où, un jour de foire, il assista par hasard aux exercices d'un bateleur qui avalait sabres, fourchettes et autres corps étrangers. Il s'exerça à l'imiter et était parvenu à un certain degré d'habileté, dont il avait rendu plusieurs fois sa mère témoin. Celle-ci, effrayée, l'avait prié plusieurs fois de ne plus se livrer à cet exercice, au moins inutile.

Arrivé à Paris, Lausseure, se trouvant en rapport avec de nombreux camarades de son âge, se vanta de pouvoir avaler une fourchette. Mis au défi, il voulut tenir la gageure, et le *lundi* 30 *mars*, au moment du dîner, devant tous ses camarades étonnés, il ingurgita une fourchette. Il l'avait introduite par le manche et ne la retenait plus qu'avec les dents, de telle sorte que, cachée par les lèvres, elle avait complètement disparu aux regards. Qu'est-il arrivé en ce moment? Ce qu'il y a de certain c'est que, tout à coup, il sentit la fourchette lui échapper et pénétrer profondément dans la gorge. Très-effrayé, il poussa un cri, essaya de la rattraper avec les doigts, et quelques-uns de ses camarades essayèrent de le soulager. Les manœuvres qu'ils firent lui causèrent une douleur très-vive et une légère hémorrhagie. Pendant ce temps, on avait été chercher un médecin, M. le Dr Lepère. Au moment où il arriva près du malade, M. le Dr Lepère put encore apercevoir les dents de la fourchette, que recouvrait la base de la langue. Il fit placer le jeune homme la tête renversée en arrière, de manière à redresser le conduit bucco-pharyngien, et il saisit le corps étranger entre les mors d'une forte pince à pansement. Il éprouva immédiatement une grande résistance; le pharynx et la partie supérieure de l'œsophage semblaient se contracter violemment. Comprenant toute l'importance qu'il y avait à ne pas exercer de violence, ce qui aurait pu exagérer cette contraction, il attendait, son instrument fortement appliqué sur les dents de la fourchette, qu'un instant de détente se produisît, lorsque, tout à coup, le jeune homme, sous l'influence d'une douleur excessive, se rejeta en arrière, tout en lançant deux vigoureux coups de poing dans la poitrine de l'opérateur, qui le jetèrent presque à la renverse et le forcèrent de lâcher prise.

Immédiatement, le blessé éprouva un sentiment d'angoisse indescriptible, sa figure devint violacée, il ne pouvait plus parler et faisait signe qu'il étouffait, puis, quelques instants après, le corps étranger ayant évidemment dépassé le niveau de la trachée, il s'écria : « Je suis sauvé, je ne souffre plus. » La fourchette venait, à ce moment, de parcourir l'œsophage et était tombée dans l'estomac.

C'est alors seulement que M. le Dr Lepère me pria d'examiner le malade.

Il n'accusait plus aucune souffrance et témoignait même une certaine gaîté. Une exploration, à l'aide d'une sonde œsophagienne ordinaire, ne me donna aucun résultat.

Il fut convenu que le malade entrerait le soir même à la Pitié.

Le mardi 31 mars, et pendant les six jours qu'il resta à la Pitié, je pratiquai des explorations assez multiples, à l'aide de plusieurs instruments très-ingénieux, construits par MM. Colin, Mathieu et Guéride. Les résultats de ces opérations furent négatifs, sauf à la suite de l'introduction de l'instrument à renforcement du son de M. Colin, qui me donna nettement la sensation d'un corps étranger. (Voir ci-contre l'instrument de M. Colin.)

Une autre fois, le malade fut soumis à l'anesthésie chloroformique, afin de me permettre de faire l'exploration de la cavité abdominale, les muscles de la paroi étant dans un relâchement complet. Cette exploration, faite avec M. le Dr Gallard, ne donna qu'un résultat négatif.

Pendant les six jours qu'il passa à la Pitié, le malade souffrait d'une façon très-modérée, pouvait satisfaire son appétit d'une façon assez complète, ses digestions étaient assez faciles. Il désirait vivement sortir de l'hôpital.

Le 4 avril, il rentra chez son oncle, qui habite Paris, et revint me voir tous les deux jours. Son état continuait à être satisfaisant, si bien que, le 13 avril, il demanda à son patron de reprendre ses occupations. Pendant toute la semaine suivante, il put travailler à peu près comme ses camarades.

Le dimanche 19 avril, il passait la journée chez son oncle, et était à table, vers midi, lorsqu'un malaise, sous la forme d'un point de côté très-douloureux, le prit tout à coup et l'empêcha presque

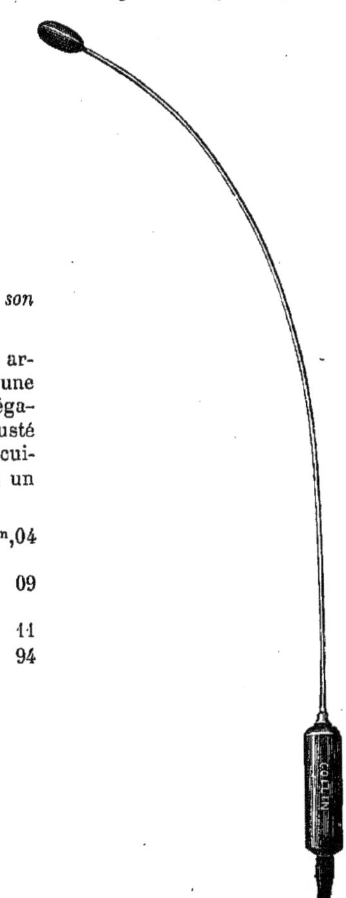

Instrument à renforcement du son de M. Colin.

Il se compose d'une olive en argent, creuse, se continant avec une tige métallique, très-flexible, également creuse, à laquelle est ajusté un tambour à renforcement en cuivre, un tube de caoutchouc et un bout d'ivoire pour l'oreille.

Longueur de l'olive.	0^{m},04
Longueur du cylindre à renfoncement.	0 09
Longueur du caoutchouc et oreillette.	0 11
Longueur totale.	0 94

de respirer. Il fut pris ensuite d'envie de vomir et se trouvait dans l'impossibilité de faire aucun mouvement, à moins d'éprouver la sensation d'horribles déchirements. Cette douleur siégeait dans l'hypochondre gauche. En même temps, la face était pâle, grippée, le pouls un peu petit ; et ce malaise, du reste difficile à décrire très-exactément, dura de midi à trois heures.

Je l'avais vu vers une heure de l'après-midi, je l'avais condamné au repos le plus absolu dans le décubitus dorsal et avais fait appliquer de larges cataplasmes sur la région douloureuse.

Lorsque je le revis vers six heures, les douleurs, qui avaient commencé à diminuer à quatre heures, avaient presque complètement disparu, l'état général était beaucoup plus satisfaisant, le facies n'était plus altéré comme quelques heures auparavant et le pouls avait repris sa force habituelle.

La nuit fut assez calme, et le lendemain matin, lundi 20 mai, le malade se trouvait tellement mieux qu'il pouvait marcher. Cependant je lui recommandai la plus grande prudence, et l'engageai à entrer dans la maison de santé des frères de Saint-Jean-de-Dieu, ce qu'il fit le jour même.

Le 22 avril et les jours suivants, le malade était obligé, après son repas, de rester environ une heure, immobile dans un fauteuil, le corps légèrement fléchi vers le côté gauche. Lorsque la digestion était faite, il souffrait beaucoup moins, mais il était forcé, pour marcher, de se tenir penché sur le côté gauche.

Le 10 mai, les souffrances ayant notablement diminué, le malade alla se promener et se fatigua. Le soir, en se couchant, il aperçut une grosseur du côté gauche.

Le lundi 11 mai, je constatai la présence de cette tuméfaction, siégeant immédiatement à la jonction de la région épigastrique et de l'hypochondre gauche, au-dessous des fausses côtes ; elle s'accompagnait d'un certain degré de congestion et de rougeur de la peau à ce niveau ; elle était douloureuse et la douleur s'exaspérait par la pression. Cette douleur resta stationnaire pendant six à sept jours et, le 17 mai, M. Henri Gueneau de Mussy et M. Gallard examinèrent avec moi cette tuméfaction, au niveau de laquelle nous sentîmes, tous les trois, un corps dur ou plutôt une série de petits corps durs que nous pensâmes être l'extrémité de la fourchette, du côté des dents. Cette extrémité paraissait correspondre au point culminant de la tuméfaction, pouvait être refoulée profondément, et cette manœuvre déterminait une douleur profonde qui semblait être causée par le manche de la fourchette. D'après l'étude attentive qui fut faite à ce moment, nous crûmes pouvoir établir que le corps étranger était placé un peu obliquement d'avant en arrière et de gauche à droite ; il avait sensiblement la direction connue de l'axe de l'estomac.

A partir de ce jour, la tuméfaction sembla diminuer de volume jusqu'au 25 mai, époque à laquelle la région supérieure de l'abdomen avait à peu près repris sa forme normale. Nous devons ajoûter qu'un vésicatoire appliqué sur la tumeur paraissait ne pas avoir été étranger à cette amélioration assez rapide.

Le 25 mai, il sortit de la maison de santé dans de très-bonnes conditions, et l'amélioration se continuant, je lui permis de se rendre chez sa mère, à Nuits-sous-Beaune, à la condition qu'il aurait recours aux soins éclairés du Dr Lenoir, médecin de ce pays, et qu'il me tiendrait fréquemment au courant de son état.

Il partit le 10 juin. Le voyage le fatigua notablement, la grosseur augmenta, le point de côté reparut, et le 26 juin au soir d'horribles déchirements d'estomac et des élancements dans le côté droit se firent sentir ; à ce moment le malade perdit, m'écrit-il, un peu courage, car jamais, jusqu'alors, les douleurs n'avaient été aussi intenses. Dans la nuit du 29 au 30 juin, une grande transpiration a eu lieu, succédant à une fièvre assez vive, et depuis lors le malade se trouve de nouveau dans un tel état de santé, qu'il serait difficile de soupçonner la présence d'un corps étranger aussi volumineux. Dans sa dernière lettre, datée du 20 juillet, il dit ne plus ressentir autre chose que de légers tiraillements d'estomac qu'il parvient facilement à calmer en ingérant de petites quantités d'aliments ; le 10 août, il n'y avait aucun changement dans son état, qui est toujours très-satisfaisant. Il y a déjà 130 jours que l'accident est arrivé.

CONCLUSIONS.

Malgré les deux cas très-remarquables de gastrotomie (obs. 149, 154), malgré des cas un peu plus nombreux où le chirurgien eut à intervenir pour ouvrir des tumeurs de diverses régions, je crois pouvoir conclure de l'ensemble de mon travail que, d'une façon générale, les corps étrangers des voies digestives ne sont pas aussi dangereux qu'ils le paraissent au premier abord. Il ne faut donc pas se laisser effrayer par le volume, le poids, etc., du corps étranger. Le traitement sera un traitement palliatif; on surveillera les accidents qui peuvent survenir, afin de les combattre; mais on n'interviendra d'une façon active que si on y est forcé par des circonstances spéciales.

Paris, A. Parent, imprimeur de la Faculté de Médecine, rue M.-le-Prince, 31

www.ingramcontent.com/pod-product-compliance
Ingram Content Group UK Ltd.
Pitfield, Milton Keynes, MK11 3LW, UK
UKHW020312220726
13923UKWH00003B/1110

9 782019 2969